視る投資

世界中の研究機関で
科学的に証明された
脳活性化
メソッド

平松 類
眼科医／医学博士

ACHIEVEMENT PUBLISHING

視る投資

世界中の研究機関で科学的に証明された脳活性化メソッド

平松　類
眼科医
医学博士

ACHIEVEMENT PUBLISHING

はじめに

「視《み》る力」を自分本来のレベルに上げれば脳のパフォーマンスはもっとアップする！

「働き方改革」の実現には、生産性を上げることが必要とされています。ＩＴを導入したり、リモートワークを推進されたりしている職場も多いことでしょう。しかし、注目されていないがゆえに生産性を下げている大きな問題があります。

それはビジネスパーソン一人一人の「目の使い方」です。

デスクワークとは基本的に、何かを目で視て（認識して）、それによって考えたり脳で処理をしたりする、という作業です。またその後、紙に書き込んだり、パソコンに打ち込んだりというような作業も必要になってきます。ですから、生産性や効率を高めたい場合、「脳の処理」のスピードアップが求められがちなのですが、それ以前に「目の処理」の速さや正確性が重要になってきます。つまり目を「うまく使う」心得やスキルの差が、ビジネスパーソンのデスクワークの質を左右するといっても過言ではありません。

とはいえ、目の問題についてはおざなりになりがちです。なぜなら**目は人体の中でも特に重要なため、不調を感じても死に至らないよう高度に設計されている**からです。たとえば病気で左目の視野が欠けたとしても、視野全体が「なんとか視える」ように右目と脳が頑張ってくれるのです（とはいえ「目は片方なら悪くなっても大丈夫」というわけではありません。健やかなほうの目には過剰な負担がかかり、そのパフォーマンスは、だんだん落ちていきますから）。

厄介なことに、目とは**「視る力」（＝視る力）が低下しても、非常に気づきにくい**部位なのです。

また、私たちは目の能力値の低下も、感じにくくできています。たとえば「1分間に280文字を読めていた人」が、250文字しか読めなくなったとしても、自覚するのは困難です。「なんだかはかどらない」と異変を感じたとしても、目以外の要因が他にも複数あるため、わかりにくいのです。

「この仕事は難しいから、なかなか進まないのだろう」「昨日、あまり眠れていないせいだろう」etc……。そんなふうに**「目の能力値が低い自分」を本当の自分だと思い込んでいる人**が、どれだけ多いことか。これほど惜しい話はありません。

逆にいうと、ほんの少し目の使い方を改めたり、目を労ったり、目の知識を得たりするだけで、**目のパフォーマンスを〝爆上げ〟**できます。それらをまったく試みていない人とは雲泥の差がつきます。

もしあなたが古代の生物であれば、「視る力」が低くても容易に生き延びられるでしょう。ただ、現代の生活で「視る力」が低いと非常にもったいないことになります。

デスクワークのパフォーマンスが落ちるどころか、**目の疲労が脳疲労や全身の疲労へと深刻化し、生活の質も低下。**そのまま働き続けていると、目の病気をも招きかねません。ですから目を大切にするための習慣を積み重ねてほしいのです。

私はそのような営みを**〝視る投資〟**と呼んでいます。

「目は大切ですか?」とお尋ねすると、みなさん口をそろえて「大切です」と答えてくださいます。「では目のために何かをしていますか?」と聞くと、9割以上の方が

「何もしていません」と返されます。

一方で「体のことは？」というと、運動をしているだとか、食事に気をつけているだとか、血圧を気にしているだとか、途端に意識が高くなります。それはなぜかというと、目の場合は何をすればよいかがわからないから。

ですから、本書では数多くの「視る投資」をお伝えしています。最初は自分が興味のあるところから、まずは1つずつでもよいので習慣化してみてください。

衝撃的なデータをご紹介しましょう。**目が乾くなどの症状がある「ドライアイ」になった場合、年間売り上げが1人あたり48・7万円程度も下がる**ことが「Osaka Study」という研究によって明らかにされています。この研究は、オフィスワーカー561名を対象として2011年に行われた研究の結果です。

ドライアイというと、単なる目の乾き、疲れ目の原因だと思われてきましたが、この研究により、仕事や生活の質への影響が大きい病気であることが明らかになりました。

ですから生産性アップには、個人の目のマネジメントが欠かせません。

まずは自分がコントロールできる範囲から、小さな行動を積み重ねていきませんか。

それこそが、将来のあなたの目を守る〝投資〟となります。

『視る投資』目次

第1章

正しく視ることで人生が変わる

第2章

「視る」という投資

第3章

「視る」と脳の関係性

第4章

視る投資 日常生活編（食事・運動）

第5章 目を休める投資

第6章 究極の視る投資

おわりに

第1章

正しく視ることで人生が変わる

どんなに若くても、使い方次第で目は悪くなる

冒頭から脅したいわけではないのですが、いささかショッキングなことをお伝えさせてください。それは「どんなに若くて健康な人でも、目を正しく使わないと〝視る力〟はあっという間に低下する」という事実です。

たとえ健康なお子さんでも。家の中でテレビやゲームなどの〝光る画面〟を近い範囲で視てばかりいたら、あっという間に**近視**が進み、メガネが必要になります。

また10代〜30代の健康な目の持ち主でも、スマホを使いすぎると近くのものにピントが合いにくくなり、老眼のような状態になります。

いわゆる〝**スマホ老眼**〟です。

そして40代以降の場合。個人差はありますが、**老眼**が始まったり**緑内障**などを発症したりする人が出てきます。

これらの問題を遠ざけたり、老化の速度を和らげるためにも、普段から「正しく視る」ことが大事なのです。

正しく視たり、「目にいいこと」をしたり、「目によくないこと」をやめたりすると、「視る力」は確実に変わります。

すると脳のパフォーマンスも上がり、結果的にその人は、より心豊かになります。

とはいえコロナ禍を経た今、私たちの目は実は非常に厳しい状況にさらされることになりました。日常生活が激変し、目の〝稼働時間〟が急増したのです。

テレワークやハイブリッドワークといった新しい働き方が一般的になり、個人が仕事面でデジタルデバイスに向き合う時間は飛躍的に長くなりました。

プライベート面でも「動画配信サービスを楽しむ文化」が定着しました。

わかりやすくいうと、**休憩時間にまで〝目を使う人〟が増えた**のです。

たとえば昔のお昼の休憩時間というと、仲間とランチに行って会話を楽しんだり、食後はカフェでゆったり過ごしたりと、目を休める要素が多かったものです。

メールやＬＩＮＥを返したり、スマホゲームに興じたりする人もいたでしょうが、今ほど多くはなかったはずです。

一方、コロナ禍以降は一人でスマホゲームをしながら、あるいは動画を視ながら、ＳＮＳをチェックしながら食事をとる。そんな人が増えました。

それは、今風にいうと「タイパがよい休憩時間の使い方」なのかもしれません。

「タイパ」とは「タイムパフォーマンス」の略で、「時間を効率的に使おう」という考え方です。タイパの意図には共感できますが、「ながら」で目を酷使し続けると、本来必要な目の休息時間が激減してしまいます。

目には「頑張り屋」という性質があるので、かなりムリがききます。

ただ頑張らせすぎると、あとから不調や病気という形でしっぺ返しを食らいます。

つまり、**デジタルデバイスを視る時間**をトータルで増やすのは得策ではありません。

ドライアイやスマホ老眼が発症したり、近視が進んだり、**目の負担が増大**します。

このような、目にまつわる基本的な知識を身につけて、目のパフォーマンスを高く保ち、脳の生産性も上げていきましょう。

〝視る投資〟を今すぐすすめる2大理由

私がいったいなぜ〝視る投資〟をおすすめするのか、お話しします。

1つ目の理由は、お金の投資と同じで、**早く始めるほど大きなリターンが望めるから**です。投資のセオリーとして「投資期間が長ければ長いほどお金を増やしやすい」という傾向があります。つまり、いつから始めてもよいのですが、**早く始めれば始めるほど、大きなメリット**を期待できます。

これは一般論になりますが、投資には「短期投資」と「長期投資」があります。

短期投資とは、1日で完結するデイトレードや、数日から数週間で完結する取引を指します。常に値動きを当て続ける必要があるため、消耗することもあります。

一方、**長期投資**とは、数年〜数十年かけて行う投資のことです。

日々の値動きに一喜一憂せずに済みますし、複利効果を活かすことができます。

複利効果とは「元金だけでなく、その利子にも利子がつく方式」をいいます。

つまり長期投資のほうが、お金を増やす力が非常に強いわけです。

「長期投資こそ投資の基本」とされているのは、そのためです。


この話を、「視る投資」に当てはめて考えてみてください。

「なるべく長期にわたる〝視る投資〟のほうが、大きな効果を得やすい」

そんな法則が浮き上がってくるはずです。


「人生100年時代」といわれます。

あなたの目が100歳まで不自由なく視えているように、少しでも早くから取り組みませんか。なんといっても「今日」が一番若い日なのですから。

「視る投資」に早く取り組んだからといって、デメリットはゼロ。

「正しく視れば、脳の生産性はより上がる」というメリットしかありません。


私が〝視る投資〟をおすすめする2つ目の理由は、**ARやVRがスタンダードとなった未来を意識しているから**です。

AR（Augmented Reality／**拡張現実**）とは、シミュレーションした環境で現実の環境を拡張するテクノロジーを指します。

対して**VR**（Virtual Reality／**仮想現実**）とは、環境全体をシミュレーションして、ユーザーの世界を仮想的な世界に置き換えるテクノロジーをいいます。

これらの技術は、私たちの人生を便利に楽しくしてくれるはずです。

しかし、残念ながら目の状態によっては、その流れに乗れない人が出てくる可能性があります。

AR・VRとは、目にゴーグルなどをつけてバーチャル空間でもう一つの現実を体験できる身近な技術です。

ただ、目への要求は相当なレベルになります。

わかりやすくいうと「単に視力がいい」だけではあまり〝視えない〟のです。きちんと視るには**「両目で立体視ができること」**が前提となってきます。

たとえば片目を失明している場合、大体の距離感はつかめるものの立体には視えません。近視や遠視、乱視などの人も、AR・VRを十分には楽しめません。

酷に聞こえるかもしれませんが、ＡＲ・ＶＲとは**「両眼視機能ができている〝正視〟の人」**を基準につくられています。

ですから、**斜視や斜位、近視、遠視、乱視**の人がＡＲ・ＶＲを体験する場合は矯正が求められます。

（「斜視」とは、片目は正しい方向を向いているのに、もう片方の目は別方向を向いていて正しい空間認知や立体視ができなくなる状態のこと。「斜位」とは、神経を集中することで両目の視線を目標に合わせている状態をさします）

そう聞くと「ＡＲ・ＶＲがより隆盛になったとき。自分の目はそれに対応できるか」と心配になってきませんか。

お子さんがいらっしゃる方の場合は、その未来にまで思いが及ぶかもしれません。

「ＡＲ・ＶＲを享受できないと、人生の楽しみが減ってしまうなぁ」という悠長な観点ではなく、**「大きなビジネスチャンスを逃すリスクがある」**という考え方にシフトしてみてください。

私たちが将来、ＡＲ・ＶＲの空間上で働く可能性はゼロではないのですから。

近視の進み方を遅らせて、目の病気を未然に防ぐ

「視る投資」を始めるとき、最初におすすめしたいのは「近視」について、超シビアに認識することです。

「近視」とは、**近くは裸眼でも視えるけれど、遠くはメガネがないとよく視えない状態**です。かつて、近視は「日本人を含め東洋人に多い」とされましたが、近年は世界中で急速に増えてきています。

オーストラリアの視覚研究所は、2010年に**約20億人**だった近視人口が、2050年には世界人口の約半分の**50億人**になると予測しています。しかも、そのうちの9億3800万人は失明リスクの高い「強度近視」になるとも予測されています。

近視人口が、なぜそんなに増えたのかというと、主な原因はスマホやゲーム、勉強

などによる**近見作業**（手を伸ばした範囲内を視る作業）の増加だといわれています。

「でも近視って、メガネでいくらでも矯正できるでしょう?」

そんな声をよくいただきます。確かにそうともいえますが、投資的な観点でいうと近視は〝弱み〟になってしまいます。なぜなら、**白内障、緑内障、網膜剥離《はくり》**といった目の重たい病気を引き起こすリスクが高いからです。

ではいったいどうすれば、近視は治るのでしょうか。

残念ながら、近視を完全に治すのは難しいことです。

ただ「**今以上にひどくならないこと**」、そして「**近視の進行速度に歯止めをかけること**」は可能です。

これからご紹介する「目への投資」の数々を、同時並行で習慣化してみてください。

投資にたとえると、資産を目減りさせないように、将来のリスク因子をあらかじめ減らしていくイメージです。不安材料を減らすためのアクションを積み重ねることで、「自分の目は大丈夫だろうか」という漠然とした悩みから解放されるはずです。

では具体的なデータをお伝えしていきますね。

近視のレベルは3段階に大別されています。メガネの処方箋やコンタクトレンズのパッケージなどに明示されているので、ご自身のレベルを確認してみてください。

・軽度の近視……「-3」まで
・中等度の近視……「-3」から「-6」まで
・強度の近視（強度近視）……「-6」よりもマイナスの値

■白内障について

白内障は目の「水晶体」が濁ることで発症します。

水晶体はタンパク質でできています。透明な卵白が熱で白く固まるのと同じで、一度濁ると元の状態には戻りません。

白内障は「年をとれば誰でもなる病気」というイメージが強いかもしれません。

しかし、近視がない人を1とした場合、軽度の近視がある人は**1・56倍**、中等度の近視がある人は**2・55倍**、強度の近視がある人は**4・55倍**、白内障になりやすいことがわかっています。

■緑内障について

緑内障は、**日本人の中途失明原因の第1位**です。若い人にはなじみがないかもしれませんが、視力が末期まで落ちないまま、視野（視える範囲）が徐々に欠けてくる厄介な病気です。つまり**発症に気づきにくい**ということです。

点眼薬で悪化を食い止めることはある程度可能ですが、放置して悪化した場合は元に戻せず、失明へと向かいます。近視がない人を1とした場合、軽度の近視があると**3・2倍**、中等度の近視で**4・2倍**、強度の近視がある人は**7・3倍**、緑内障になりやすいことが明らかになっています。

■網膜剥離について

網膜剥離とは、目の奥の「網膜」という膜がはがれる病気です。これも**放置すると失明**へと至ります。近視がない人を1とした場合、軽度の近視があると**3・15倍**、中等度の近視で**8・74倍**、強度の近視がある人は**12・62倍**、網膜剥離になりやすいとされています。

さらに「**近視性黄斑症**」という病気もあります。

眼球の壁が引き伸ばされた状態で、黄斑の網膜にスキマができたりはがれたりして、視力が低下する病気です。近視がない人に比べて強度の近視がある人は**845倍**もなりやすいといわれています。

つまり、近視の度合いに応じて、病気の発症率が明らかに上がっていくことが検証されています。**近視とは「万病のもと」**なのです。

いったいなぜ、近視になると、さまざまな目の病気を招きやすくなるのでしょうか。

それは、**眼球が大きくなるため、あらゆる組織に負担がかかるから**です。

近視になると**目の直径（眼軸）**が伸びます。

通常、眼軸は生まれたときは約16㎜で、成長とともに24㎜ほどになります。

これよりも眼軸が短いと遠視、眼軸が長いと近視です。要は、近視があると眼球が大きくなります。眼球が大きくなるとは、目が本来あるべき長さより引き伸ばされてしまうわけです。結果、あらゆる組織に負担がかかり、白内障・緑内障・網膜剥離などの病気にかかりやすくなるわけです。

ですから近視がある人は、それ以上進ませないことが肝心です。

なぜなら、**大人になっても近視が進むことがある**からです。特に、手元を視る生活が長かったり、屋外で過ごす時間が少ないという人に、その傾向が視られます。

よく聞くのが「これまで営業職だった人が内勤になり、パソコンを使う機会が増えて近視が進んだ」という例です。

目によくない生活習慣が近視を悪化させる要因なので、手元でものを視る時間を少なくしたり、仕事中にこまめに休憩を取り入れて遠くを視るなどの工夫が有効です。

目の病気の早期発見を心がけることも大切です。基本は眼科で定期検査を受けること。難しい場合は**「眼底カメラ」**を健康診断の際に受けるようおすすめします。これは緑内障を初期から発見できる検査です。10分ほどで体への負担はありません。

そしてお子さんの場合、**日常生活で日光を浴びて外で遊ぶ時間を増やす**ことです。外遊びには「遠くを自然に視る」というメリットもありますし、昨今は「日光を浴びることが近視の抑制になるのではないか」ともいわれます。また外で遊ぶ分、部屋の中で本を読んだり、ゲームをしたり、タブレットを眺めたりする時間を減らせます。

デジタルと接する時間は賢く減らすべし

すでにかなり近視が進んでいる人の場合、「今さら何をしてもムダ」と諦めたくなるかもしれません。でもちょっと待ってください。環境やライフスタイルを変えることで、近視が改善した例も報告されています。

たとえば、「都会暮らしだった人が山間部に引っ越したら、近視が少し改善した」「事務職だった人が外回りの営業職になったら、近視が少し改善した」などの事例です。

もちろん、引っ越しや職場での異動や転職といった〝人生の大変革〟をおすすめしたいわけではありません。そこまで大規模ではない〝**ちょっとした習慣**〟を取り入れるだけでも、立派な「視る投資」になります。

率直に申し上げると、かなり進行している近視を元の状態に戻すのは、確かに難しいことです。

しかも近視には「かなり進んでいる人ほど、さらに進行しやすい」という厄介な性質があります。だからといって「目にいいこと」を一切習慣づけないままでは、さらに進んでしまいます。

近視に「今さら何をしてもムダ」と諦めるべき段階などありません。

この大原則を念頭に置いて、読み進めてください。

大人が近視の進行速度を遅らせたいとき。

「デジタル作業は、人の目の構造には本来向いていない」

衝撃的に聞こえるかもしれませんが、この事実を頭に刻み込んでほしいのです。そして危機意識を持ちながら過ごせるか、そうでないかで、明暗が分かれます。

「デジタル作業が人の目に不適な理由」の1つ目は、**「本来、目は近見作業に適していない」**という点です。

近見作業とは、手を伸ばした範囲内を視る作業をいいます。

現代では勉強、読書、デスクワーク、スマホ操作、動画視聴……。「座って手元を視る作業」が日常の大半を占めるでしょう。

つまり半径数十㎝の圏内しか視ていないわけです。

しかし人の目は、本来1～2m先にピントを合わせるようにできています。

それを「**調節安静位**」と呼びます。

これは旧石器時代や縄文時代を想像してみると、納得しやすいでしょう。

人々が狩猟や採集を行っていた時代は、「1～2m先」を視ていたはずです。

近くを視る瞬間といえば、調理や食事のとき、そしてたまに土器をつくるときくらいだったでしょう。

当然、視力もよかったはず。

ですから〝理想論〟をいうと、当時の暮らしに今の自分を寄せていけばいいのです。

対象物と目の距離を、少しでも離せばよいのです。

近見作業を行うとき。目からの一般的な距離は次のようになります。

- **テレビ……1～2m**
- **パソコンの画面……50㎝**
- **タブレット……30～40㎝**

・スマホ……20㎝

同じ内容を視るなら、距離が長くとれるものを選べばベストです。
たとえば動画を視る場合、スマホよりはタブレット、可能であればテレビがいいということになります。

この「画面が大きくなるにつれて、目との距離を離すことができる」という原則を、ぜひ覚えておいてください。正しく視ることで、人生は変わります。

「デジタル作業が人の目に不適な理由」の２つ目は、**「本来、目は発光体を視るのに適していない」**という点です。

これは専門家でなくても「そりゃそうだろう」と思いますよね。
いくら工夫が凝らされていたとしても、人間の目にとって光とはまぶしいものです。
誰しも太陽を裸眼で長くは凝視し続けられないはず。
でもデジタルデバイスの液晶画面なら、何時間でも飽きずに眺め続けてしまう……。
それでは、目に悪影響が及んでも仕方がありません。

たとえば発光体を視続けるとき。

光っている状態のものをよく視ようとして、どんな人でもまばたきの回数が減ることがわかっています。

「まばたきが減ったくらいで、何も困らないでしょう?」という人がいるかもしれませんが、それが大問題なのです。

まばたきの回数を比較してみましょう。

ボーッとくつろいでいるときや景色を視ているときは1分間に大体20回、読書中は12回、パソコン・スマホを視ているときはなんと6~7回にまで落ち込むといわれています。

このように、まばたきの回数が少ないと、**ドライアイ**を招きかねません。

ですから、発光体を視る時間はなるべく短く。そして、紙に出力できるものはプリントをして、デジタルの画面ではなく紙の状態で作業をするのがおすすめです。

昨今、ペーパーレスが叫ばれています。

時代に逆行しているように聞こえるかもしれませんが「視る投資」の観点からいうと、実は「紙で視る」ほうが〝マシ〟なのです。

これは読書についてもいえることです。電子書籍よりも紙の書籍のほうが断然目に優しいのです。ただ、最近は情勢が嬉しい方向に変わってきました。

そもそも「電子書籍」には2種類あります。スマホやタブレットに専用アプリを入れて読むスタイルと、**「電子書籍リーダー」**という「電子書籍を読むための専用の端末」で読むスタイルです。

「電子書籍を楽しむなら、手持ちのスマホやタブレットで十分」と考える人は多いでしょう。しかし目への負担を考えると、電子書籍リーダーのほうがおすすめです。

最近の電子書籍リーダーの多くには**「電子ペーパー」**という液晶とは異なる表示技術が使われているからです（黒と白の粒子が入った小さいカプセル状のものに電気を流し、黒の面を入れ替えて表示しています）。

バックライトの発光がないため目に優しく、電子ペーパーという名前通り、紙の書籍と同じような読み心地なのです。

このように、便利さや楽しさを手放さない方向で「視る投資」は実践できます。液晶画面を視る長さを、賢く減らしていきませんか。

「老眼しぐさ」に早く気づく

40代以降の人に、特にお伝えしたいことがあります。

もし「視え方」がちょっとでも変わったら。老眼であるかどうかを眼科で確認し、その結果を受け入れ、適切な対応をとることです。

「もうちゃんと対応できているよ」という人は、この項目を飛ばしてくださってかまいません。

40代未満の人は、やがて通る道ですので、予行練習だと思って読んでください。

老眼とは、それほど大きなテーマです。特にビジネスパーソンにとっては一大事。**老眼は目のパフォーマンス、脳のパフォーマンスにダイレクトに影響**します。

誤解なきよう申し上げておきますが、「老眼＝悪」というわけではありません。

老眼にまったく気づかないこと、スルーしようとする態度、「気力で跳ね返そう」とする態度などが危険なのです。

「視る投資」の観点からすると、自分の目の変化を早めにキャッチし、先手を打ってケアをするくらいの姿勢が、むしろ◎です。

視え方に異変を感じて不快でいるのに何も手を打たないなんて、仕事のパフォーマンスが落ちる一方でしょう。


さらにいうと、視え方の異変が目の病気の兆候だった場合。せっかくの早期発見、早期治療の機会を逃すことにもなりかねません。

ですから**「視え方の異変に気づけた自分はラッキー」**というくらいの超前向きなマインドで、老眼を迎えてほしいのです。

それも理想の〝目への投資〟です。


なぜわざわざこんな話をするかというと、「老眼のサイン」をスルーする人があまりに多いからです。

その証拠に、巷では**「老眼しぐさ」**という言葉がありますが、ご存知でしょうか。

たとえば次のようなしぐさです。「無意識に」という点がポイントです。

1つでも当てはまったら、老眼のサインと捉えてください。

【老眼しぐさ　チェックリスト】

□近くを視るとき、無意識に眼鏡を上げる（おでこメガネ）
□近くを視るとき、無意識に眼鏡を下げる（鼻メガネ）
□近くのものを視るとき、「視やすい距離」を探してものを無意識に動かす

このようなしぐさに気づいたら、老眼鏡などで対処することが大事です。

もし放置をし続けていたら、**目のピントを合わせる機能を酷使**することになり、あっという間に**眼精疲労**になってしまいます。

眼精疲労は目の疲れにとどまらず、頭痛、肩こり、吐き気などの全身症状へとつながり、深刻化します。そうなっては、仕事どころではありません。


「でも、老眼鏡を使うと老眼が余計に進んじゃうでしょ？　それがイヤなんです」

こんな声をよくいただきます。

でも、それは非常に多い誤解です。老眼鏡をかけたからといって、そのせいで老眼

が進行するということはありえません。

老眼とは老化現象の一種ですから、個人差はあるものの誰でも徐々に進むものです。

つまり**老眼鏡をかけてもかけなくても、老眼の進行スピードは変わらない**わけです。

それなら「視えづらい」「目が余計に疲れる」といった不快感を抱えながら過ごすよりも、頻繁に老眼鏡を変えたとしても、**きちんと矯正した「視えやすい」状態で過ごすほうが、あなたの人生にとって〝得〟**になると思いませんか？


ただし、老眼鏡といっても「１００円均一」のお店で扱われている「１００円老眼鏡」には気をつけてください。

眼科での診察・測定を経て処方箋を出してもらい、それをもとにメガネ屋さんでつくってもらった老眼鏡と、「１００円老眼鏡」には天と地ほどの差があります。

（このとき、眼科を受診することで「目に潜む病気がないか確認してもらえる」というメリットがあります。老眼だと思って眼科を受診したら、実は片目が緑内障で失明寸前だったというケースは、実際珍しくありません）

たとえていうと「100円老眼鏡」とは**簡易的なサンダル**のようなもの。

それに対して、眼科を経てメガネ屋さんでつくってもらった老眼鏡は、**ランニングシューズ**のようなもの。

サンダル履きでマラソン大会に出場する人は、いないはずです。うまく走れませんし、足が豆だらけになってしまうでしょう。

ランニングシューズでないと、マラソンなんてできません。

それくらいの差があると認識してください。


そもそも「100円老眼鏡」の度数が、あなたにぴったり合っているかどうかは疑問です。数種類の度数から選べる商品もありますが「なんとなく合っている気がするもの」をカンで選ぶわけでしょう?

「100円老眼鏡」をしょっちゅう利用していると、そのたびに目に負担がかかり、目の老化が余計に進み、老眼の進行がより加速しかねません。

「度数調整ができる老眼鏡」もあります。メガネと目の距離を調整できるダイヤルがついていて、それを回すことで度数が変えられるという商品です。

確かに度数は変えられますが、そもそも度数を頻繁に変える必要はありません。

それより、**メガネ屋さんで自分に合った度数の老眼鏡をつくったほうがお得**です。

また「100円老眼鏡」にせよ「度数調整ができる老眼鏡」にせよ、乱視の補正などはできません。眼科の処方箋をもとに、メガネ屋さんできちんとつくれば、**乱視の補正**もしっかりと行ってくれます。それは大きな差ですよね。


テレビCMで世間を賑わせた**ルーペ（拡大鏡）**も、長時間の使用に推奨はできません。

そもそも、老眼鏡とルーペでは使用目的がまったく異なります。

ルーペの機能とは「拡大すること」だけです。


たとえば、少しぼやけて判別しにくい小さな文字があったとします。

これをルーペで拡大すると、文字が大きく視えるので、小さいときよりも確かに判別はしやすくなります。

しかし、このぼやけた文字を判別する作業は脳で行われます。

つまり脳に余計な負荷をかけてしまいます。

トレーニングとしてぼやけたものを短時間視るのはよいのですが、長時間ぼやけたものを視ていると、ぼやけた画像を正しく読み取れるように脳が〝補正処理〟を続けないといけないため、**眼精疲労の原因**になります。

目のパフォーマンスも脳のパフォーマンスも落ちてしまいます。

また、「近視の人は老眼にならない」という俗説に、医学的な根拠はありません。

近視の人はもともとピントが合う範囲が近方にあるため、老眼になってピントが合う範囲が狭くなっても、初めの頃は「近くが視えにくい」と感じにくいのです。

ただ、眼鏡などで矯正した状態では、一般の人と同様に手元が視えにくくなります。

ですから、近視があって「手元を視るときは眼鏡を外すようになった」という人は、老眼になっていると考えたほうがいいでしょう。

酷に聞こえるかもしれませんが、**近視があろうがなかろうが、老眼からは誰も逃れられません。**

でも「視え方」を正しく矯正することで、人生を好転させることはできます。

目の寿命は70歳、延ばせるかどうかはあなた次第

投資信託でいうと、運用が終わって投資家に資金を返還する日を**満期**と呼びます。このように明確な区切りがあると、その日に向かってポジティブに過ごせます。「視る投資」についても、この「満期」という考え方を活用できます。

私は「70歳」が「視る投資」の〝満期〟と捉えています。なぜなら**「目の寿命＝70歳」**というのが定説だからです。

それは「70歳になったら、みな失明する」という意味ではありません。「多少のトラブルはあっても、70歳まで自分の目を保つことができれば上出来」というニュアンスです。

というのも70代以降に「白内障」の手術を受け、「水晶体」という目のレンズを人工

レンズに入れ替える人が非常に多いのです。

目以外の臓器で、70代以降に「人工臓器に変えなければいけないパーツ」は、なかなかありません。

たとえばひざが悪い人などで人工関節の手術を受ける人はいますが、その年代の人すべてがそうではないでしょう。

つまり、**目（水晶体）とは酷使しやすく、劣化もしやすい臓器**なのです。

なぜ水晶体が劣化しやすいのかというと、透明性を保つ必要があるからです。

「視る力」をキープするには、透明でなければいけません。

実際、赤ちゃんの目は曇りがなく、透明です。

しかし、年を重ねれば重ねるほど、紫外線などの影響で徐々に濁っていくわけです。

生卵をゆでると、白身が白く硬くなるのと似ていて、一度濁ると二度と元には戻りません。それと同じことだと捉えてください。

白内障は、50代で5割以上、80歳以上はほぼ全員が発症するとされます。

なかには、10代〜30代に手術をする人だっています。

ですから「目の寿命70歳説」には、非常に説得力があるでしょう。

あなたも70歳まで健やかな目でいることを目指しませんか。
白内障予防については、あとの本文を参考にしてください。

投資信託は基本的に「預けっぱなし」「任せっぱなし」の金融商品です。
でも「視る投資」は違います。誰かに任せっぱなしということはありません。
「自分の毎日の積み重ねで配当金は変えられる」と捉えてください。
自分の頑張り次第で、結果なんていくらでも変えられるのです。
「70歳」という満期を目指して、目の寿命を少しでも延ばしていきましょう。

現在、目の問題を抱えている人にも同じことがいえます。
今の目の状態がどうであろうと「**それ以上に悪くならないよう努めること**」も立派な〝投資〟です。

目が悪いとメンタルまで不安定になる

第1章では、「正しく視ること」の重要性についてお話ししてきました。

よい仕事を続けるには、「正しく視ること」が必須と理解いただけたと思います。


また、精神状態と目のパフォーマンスにも深い関連があります。

仕事への意欲や明日への意欲を落とさないために、目への投資は大切です。

逆にいうと「頑張りたい」という意思があっても「視る力」に問題があると、途中でくじかれてしまいかねません。なんともったいない話でしょう。


たとえば白内障の場合。水晶体が濁るため目が白くなり「視える力」が低下します。

すると目から脳に伝わる情報、つまり電気信号が伝わる機会が減ります。

その結果、周りが物理的に暗く視えてしまうのです。

「世の中が暗く視える」というのは「気持ちが落ち込む状態」の比喩としてよく使われますが、白内障の患者さんによると実際に暗く視えるのだそうです。

他の目の病気により「視る力」が落ちた場合も、同じことです。脳に供給される情報量が減るため「世の中が灰色に視える」という患者さんは珍しくありません。

それは**「冬季うつ」**の発症メカニズムともよく似ています。

冬場は寒く、どんよりした天気が続き、日照時間が短くなります。やはり脳に供給される情報量が減ります。すると、結果的にうつ傾向になりやすいのです。

「脳への情報量の低下」が深刻化すると、**認知症の発症リスク**も高まります。

何らかの目の問題で視えづらい場合。外部からの情報が減るため、脳を鍛えない方向、使わない方向に向かわせることになります。すると認知機能を使わなくなりますから、その機能はおのずと低下し、認知症の発症リスクを高めます。

このように〝目〟とは**外部の情報を入力する器官**でもあり、**心理状態にまで影響を及ぼす臓器**でもあります。

「視る投資」を重ねて、目に理想的な影響を与えていきましょう。

第 2 章

「視る」という投資

「視る力」は朝がピーク

この第2章では、目の機能や「視る力」の性質などについて取り上げます。目について知り、それに合わせた行動をすることで、おのずと「視る投資」を実践できます。「知らなかった！」という話も多いかもしれませんが、決して難しい話ではありません。楽しみながら読み進めてください。

主にデスクワークに必須の「視る力」について、お伝えしていきますね。

まず「〝視る力〟は朝がピーク」という大原則を心に刻み込んでください。

「視る力」は朝が最も高く、お昼、夕方と時間が経つにつれ、落ちていきます。それはなぜかというと、そもそも**「手元を視る近見作業」とは、目に大きな負担がかかる特殊な状態**だからです。そして目を使うことで、目の奥にある脳にまでダメージが及ぶからです。そのダメージを「**脳疲労**」といいます。

たとえば、勉強でもデスクワークでも「もうこれ以上、続けるのはイヤだ」「ムリだ」と感じる瞬間が訪れることがありませんか？　あれは「脳が疲れた」という脳疲労のサインです。つまり何時間も〝ぶっ通し〟で「はかどっている状態」を維持するのはなかなか難しいことなのです。

もちろん10代、20代については話が少し異なります。

若いうちは「はかどっている状態」は比較的長く持続できます。それは、近見作業からくるダメージを自動的に〝消去〟できるほど、目の機能が高いからです。

ただ30代、40代になるにつれ、「朝ははかどっていたのに、夕方以降になるとはかどらない」という自覚が出てくるようになります。

「目が視えづらくなる」「老眼がひどくなる」という人もいます。

それは避けようがありません。

ですから**「夕方以降は、目や脳をあまり使わなくてもよい作業にあてる」**のが、最適解になります。**目や脳が疲れていると思考力、集中力が落ちる**わけですから、それに合わせた作業をするのがベストです。

そういう意味では、夜にビジネス会食などの社交を組み込むのは、理に適っていま
す。またドラマや映画、動画などを夜に視聴するのも、ちょうどよいわけです。

逆に、勉強やデスクワークなどの近見作業を夜に行うと、はかどりにくいものです。
「テスト前、夜に勉強を頑張ったけれども記憶にあまり残っていないし、試験の結果も
ふるわなかった」、そんな経験はないでしょうか。

また「日中は外出しがちだから、夜にたまったデスクワークを片づけたい」、そう思
うことがあるかもしれません。お気持ちはよくわかりますが、それは「目」の性質に
反しているため、ご本人の**モチベーションが高くても、はかどりにくい**のです。

このように、**朝と夜とで目の使い方を変える**ことも「視る投資」の一つです。
「スケジュールを自分で思うように決められない」という人もいるでしょう。でも、で
きる範囲で1日の目の使い方を適正化していきませんか。

たとえば、忙しいけれども、どうしても視たい動画があるとき。
「仕事がはかどりやすい日中に視るのはもったいないから、夜に視よう」
そう判断することも、立派な「視る投資」です。

仕事の質を高めるために、目の性質を知っておく

仕事の速度や質をアップさせたいとき。念頭に置きたいのは「人のリソース」は有限という事実です。

手持ちの時間、体力、気力、モチベーション、意志力、集中力……。

これらは〝1日の量〟がおおよそ決まっています。

もちろん昼寝を挟めば、体力や集中力は少し回復するかもしれません。しかし夜に近づくにつれ、目減りすると考えるのが自然でしょう。

「視る力」だって同じです。ですからムリをしすぎず、合理的にパフォーマンスを保つのが正解です。

そこで提案したいのが「**脳のリソースをあまり使わない**（うまく節約する）」という考え方です。**脳をあまり使わないで済む工夫**をしてやればよいのです。

「デスクワークで脳をあまり使わない、なんて不可能でしょう？」

そんな声が聞こえてきそうです。ごもっともです。

ただ、私たちは**意図せず脳まで酷使したり、ムダ使いしてしまいがち**なのです。

その原因は視覚です。

「何も働いていないつもりのとき」でも目は開いていますよね。すると視界に否応なしに情報が飛び込んできます。脳は勤勉なので、それを処理してしまうのです。


たとえば「デスクワークの休憩に、大好きな動画をスマホで視る」という行為は、目を使っているわけですから、厳密にいうと脳を休めていることにはなりません。

（気持ちとしては「リラックスできた」かもしれませんが……）

ですから仕事の効率を上げたいときは、脳をなるべく使わないこと。視覚を使うときに脳を極力使わないこと。要は、**読むものを「視やすく」する**ことです。


あなたが職場で書類をつくるとき、どのようなデザインを選べばいいか、４つのポイントに分けてお話しします。試してみて納得できたら、周りにもすすめてみてください。目に優しい書類が増えると、組織全体の生産性も上がるはずです。

端的にいうと「**ユニバーサルデザイン**」の考え方を踏襲するとよいでしょう。

弱視の人、高齢の人でも視やすいものは、健常な「視る力」をもつ人にとっては、非常に視やすい（＝脳への負担が少ない）はずだからです。

①縦書きより横書きのほうが読みやすい

「新聞や本より、横書きの資料やネットサイトのほうが読みやすい」と感じたことはありませんか。

実は「**横書きのほうが縦書きより24％速く読める**」というデータがあります。

その理由は目の構造にあります。人の目を覆う皮膚は、横の方向に開いています。ですから眼球を横に（左右に）動かす運動は得意なのです。

一方、縦に（上から下へ）読むほうが目は動かしにくく、疲れます。

また野球でいうと、スライダーなどの横の変化球は空振りよりもファウルになりやすいものです。つまり、なんとかバットに当てられます。けれどもフォークなどの縦の変化球になると、空振りしやすくなりますよね。

これも目の動きの得意・不得意に関連しています。

「じゃあ、みんな縦書きなんてやめればいいのに」と思うかもしれません。

ですが歴史的に、日本語については「縦書き文化」が続いてきました。また縦書きのほうが読むのに時間がかかるゆえ、内容をじっくり理解しようとします。

つまり、縦書きにも横書きにも、それぞれのよさがあります。

「しっかりゆっくり読んでもらいたい内容」は縦書き、「さらっと知らせたい内容」は横書きというように使い分けると、脳への負荷を軽くできます。

②文字は12ポイント以上

近年、「シニア世代のための情報デザイン」が呼びかけられています。

特にポスターなど公共物の文字の大きさについては**「通常の1・5倍」**をすすめる人もいます。

確かに老眼や弱視の人のことも考えると「大きければ大きいほどよい」でしょう。

とはいえ、A4サイズの書類で、文字を1・5倍の大きさにするのは難しいはず。

そこで推奨したいのが、ワードソフトでいうところの**「12ポイント」**以上の大きさです。通常は「10・5ポイント」を採用しているところが多いのではないでしょうか。

意識して読んでほしいとき、年齢を重ねた人に視てもらうときは、ぜひ12ポイント以上にしてみてください。もちろん、自分用にもおすすめです。

③色のコントラストをはっきりと

白内障になると、視力が下がる前に**「コントラスト感度」**が下がります。色の差がはっきりしていないと、読み取りにくくなるのです。

たとえば**「黒地に青字」「黄地に赤字」「赤地に緑字」**はコントラストがはっきりしていないので、視にくくなります。

これは、健常な「視る力」の持ち主にも当てはまります。コントラストの弱いものを読み取ろうとすると、脳への負担が大きくなるのです。

たとえば「目立たせようとして、黄色のマーカーを引いた上に、赤い文字で書かれた書類の強調部分」を視たことはありませんか。「伝えたい」という意欲は伝わってきますが、コントラストが弱いため、残念ながら非常に視づらいのです。

要は、書類の色使いは「白地に黒」の2色で十分なのです。

目立たせたいときは**文字を太くしたり、カッコで強調したり、罫線で四角く囲む**などの処理が最適です。

そもそも**「男性の5％は色覚異常」**というデータがあります。

色覚異常になると、色の差が判別しづらくなります。ですから、ポスターやホームページなどをつくる人は、その点を考慮すると、より多くの人に訴求できます。

④行間も大事

書類をつくる際は、改行や「1行開けること」を意識してみましょう。

詰め込みたくなるのはわかりますが、読み手に「読みにくい」「しんどい」と感じさせてしまうのは大きな機会損失です。

反対に、あなたが「改行」も「行間」もない書類を読まなければいけない場合。**ブロック分けして読む**のが有効です。

実際、「タイポスコープ」という文字を読みやすくするツールがあります。黒い台紙に〝窓〟を開け、字を読みやすくしたものです。窓に読みたい部分が現れるので集中して読めます。また黒枠がまぶしさを軽減し、読みたい部分を強調してくれます。

ネット通販などで入手できますし、手軽に自作もできます。

このように道具を使ってでも、まずは目にラクをさせることです。

目が疲れると ものを考えられなくなる

「とはいえ、目が疲れるぐらいたいした問題ではないのでは？」と思うかもしれません。しかし実際のところ、目が疲れると脳が疲労してしまい、ものを考えるのは難しくなります。

特に現代はデスクワークに加え、移動中や休憩中までスマホを視るなど**「体は休めているのに目は酷使している時間」**が増えています。

ですから、**デジタルデバイスを日常的に扱っている人は、たいてい脳疲労を起こしているる**といっても過言ではありません。

そのメカニズムは次の通りです。

ものを視るとき、光は目のレンズ、水晶体を通って網膜に集まります。

目は、その電気信号を脳に送り、情報処理を任せるわけです。

このとき、**水晶体や網膜は疲労を感じません。ピントを合わせる毛様体筋だけは疲労しますが、本当に一部**です。

一方、情報を処理しなければいけない脳には大きな負担がかかり、「脳疲労」が起こります。当たり前の話ですが、脳は疲れると、ものを考えられなくなります。

だから目が疲れると、連鎖的に思考力まで落ちるのです。

特にスマホやパソコン、テレビなどのデジタルデバイスの画面を視ることは、脳に多くの負荷をかけます。なぜならそれらの画面は、いわば**チカチカと点滅する膨大な数のパラパラ漫画**のようなものだからです。

目に入ってきた膨大な画像を読解するのは、脳にしかできない仕事です。

長時間にわたって情報を処理することで、脳疲労が引き起こされ、本当は思考力を発揮したいのに、その手前の段階で疲れを感じてしまう……。つまり脳疲労の結果、思考力を発動しにくくなる。さらにいうと「デスクから離れたくなる」わけです。

これはもったいない話でしょう。

だから読むものを「視やすく」して、まずは目にラクをさせるべきなのです。

眼精疲労は、頭痛や肩こりの原因にもなる

長時間の目の酷使は「疲れ目」を通り越して「眼精疲労」まで招きかねません。

「〝疲れ目〟も〝眼精疲労〟も同じでしょう?」

そんな声も聞こえてきそうですので、詳しくご説明しておきましょう。

目の酷使からくる疲れには、軽度の「疲れ目」と、重度の「眼精疲労」があります。


目の不快感(目の疲れや痛み)に気づいたとき。

一晩寝て、**不快感がなくなっていたら「疲れ目」**です。

一晩寝て、**不快感が残っていたら「眼精疲労」**の可能性が高いです。


眼精疲労は、ときに頭痛や肩こり、だるさなど、さまざまな体の不調を招きます。

人によってはイライラや吐き気、抑うつ状態が引き起こされることも多いです。

また、眼精疲労は目の老化を加速させて、認知症まで招きかねません。

眼精疲労には「疲労」という言葉がついているせいで、「深刻な病気ではない」と軽視されがちですが、実は重大なリスクをはらむ症状なのです。

眼精疲労と見分けがつきにくいのが**偏頭痛**です。

「目の奥が痛い」「頭がツーンとする」などの症状は、確かに偏頭痛の症状とよく似ています。しかし頭痛薬を使っても治らなかったり、寝ても治らなかったりする場合は、眼精疲労が原因かもしれません。

根治したい場合は、目の負担を取り除くことが必須です。

このように眼精疲労は**万病のもと**ですし、放置し続けると最悪の事態を迎えかねません。絶対に放置をしないでくださいね。

とはいえ、眼精疲労の原因は、自分で取り除ける場合がほとんどです。

スマホやパソコンなど、**デジタルデバイスに接する時間の長さ、目と画面の距離**を見直してみましょう。

よくご質問をいただくのですが、食事やサプリだけで眼精疲労を治そうとしても、残念ながら難しいです。

まずは**デジタルと向き合う時間を減らすこと**です。

その次にできることを、挙げておきましょう。

①定期的に遠くを視る

遠くを視ることで、目のピント調節を担う**毛様体筋を休ませる**ことができます。

たとえば、パソコン作業中、**1時間に最低1度は手元から視線を外して2m先を視る**ようにしましょう。

また手元と遠くを交互に10秒視るのを、10回ずつ繰り返してください。

これを朝夕に2回行うだけでも、目の疲れを癒やせます。

②睡眠時は遮光する

睡眠は目の疲れを癒やしてくれます。

注意したいのが、部屋の照明をつけた状態で寝ないことです。

光は完全に消さなくてもいいので、瞼を閉じているときも目に光が入らないように、アイマスクをして寝る、**ライトは足元だけに置く**など、工夫をしてみてください。

③視えにくい状態を放置しない

近眼や老眼があるのに、メガネなどで矯正せずに生活し続けるのは絶対にNGです。それも眼精疲労の一因となります。きちんと矯正しましょう。

また、**今のメガネやコンタクトレンズの度数が、本当に自分の目に合っているのか、**眼科で確認してもらうことも大事です。

④「ガボール・アイ」（176〜184ページ）を実践する

「ガボール・アイ」とは、脳を使った視力回復法です。

効果を実証する臨床データが、すでに多数報告されています。

一例を挙げると、老眼や近視の人で**視力が0・2上がった**というデータがあります。

ただ、**視力を回復させるだけではなく、眼精疲労対策としても活用できる**のです。

ぜひ試してみてください。

「目がいい人」にもデメリットがある

「近視もないし、ドライアイになったこともない。目は生まれつき超いいんです」

そんな人にこそ聞いてほしい話があります。

「視る力」、いわゆる**視力の高さと、目の健康には相関関係がほとんどありません。**

たとえば、100mを9秒台で走れるウサイン・ボルト選手は「まったく病気にならない」わけではないはずです。健康管理を怠れば、いくら驚異的な身体能力をもつ人でも、病気にかかることはあるでしょう。

「どれだけ遠くが視えるか」という視力は、いわば「100mを何秒で走れるか」というような身体能力の一つです。

つまり、たとえ**2・0の視力がある人でも、目のケアを怠れば目の病気になります。**

そのわかりやすい兆候は「視え方」の変化です。

たとえば視力の低下、視野の欠け、まぶしさ……。

それらのサインを放置し続ければ、失明に至ることだってあるでしょう。

残念ながら「今の視力がいいから、何もしなくてもずっと健やかな目のまま」とは限らないのです。


特に視力については「失明する直前まで1・0くらい視えていたのに、なぜ急激に視力が低下したのか」と患者さんが驚かれるケースがよくあります。

目の病気のせいで視力が落ちるときは〝急降下〟と覚えておいてください。

体の言い分としては……。視力の急激な低下は「それくらいわかりやすいサインでないと、本人に気づいてもらえないから」ということなのかもしれませんね。

ですから、自覚症状がなくても定期検診（健診）で測定することが大事なのです。


実際の病名を挙げておきましょう。

日本人の失明原因1位の**緑内障**、2位の**糖尿病網膜症**、3位の**網膜色素変性**、4位の**加齢黄斑変性**（加齢によって黄斑に老廃物が溜まりやすくなり、視力が落ちる病気）。

これらはすべて、徐々に目の健康が失われていきますが、その間、あまり視力は落ちません。不思議に思われるかもしれませんが、**末期に近くなってから、急激に視力が落ちる**のです。

たとえば私の患者のAさんは「視力が1・0もあるから問題ない」と思い、健診時もオプションの眼底カメラ検査は受けていませんでした。「目には自信があるから、追加料金を出してまで検査を受けることはない」と思っていたようです。

あるときAさんが急激な視力の低下を感じ、受診してくださいました。調べてみると、実際のところ極端に視力が落ちていました。そして検査の結果、「かなり進行した緑内障」だとわかったのです。

このように「私はもともと視力が高いから」と安心して過ごしていた人が、緑内障を突然発症し、無自覚のうちに進行し、気づけば視力が0・3、0・1、0・0……。短期のうちに急激に悪化するケースが多いのです。

「日常生活で、いったいなぜちょっとした視力の低下に気づけないのだろう」

そう思いませんか。それには〃優秀すぎる〃人体の仕組みが関係しています。

1つ目の理由は、**目そのものがたとえ視づらくなっても（機能が落ちても）、最終的に脳が自動的に補ってくれる**からです。「盲点」を例に説明してみましょう。

人間には視えない範囲「盲点」があります。片目で視ると、必ず「視えない場所」があるのです。けれども、そのことに気づかないで済むように脳がうまく補ってくれています。それが脳の役割だからです。

緑内障のときも、それと似たことが起こります。

さらに、緑内障のときは視野の真ん中ではなく、視野の外側から欠けていくため、非常に気づきにくいのです。視野の欠損が中心部にまで迫って、ようやく「なんだか視にくくなった」と気づくのです。

2つ目の理由は、**片目がたとえ視づらくなっても、もう片方の目が補ってくれる**からです。試しに片目をつぶって生活してみていただければわかりますが、さして不自由なく暮らせます。

極端な例に聞こえるかもしれませんが……。片目がほぼ失明した状態でようやく眼科を受診し、「片目がほぼ失明していますよ」といわれて、自分の片目を手で覆い「あ、本当ですね」と気づく方もいます。

このように、目と脳の連携プレー、両目の連携プレーは非常に優れた機能です。

しかし、医療が非常に進んだ時代では、その優秀さがかえって仇になりかねません。つまり、目の病気の早期発見が難しくなっているという側面があります。

特に**「目がいい人」は、目の変化をスルーしたり、自分の「視る力」を過信しすぎる傾向**があります。そんな人にこそ「貴重な資産を守る」感覚で、目の定期検査や目のケアを重んじていただきたいと願っています。

[恐ろしい目の病気]

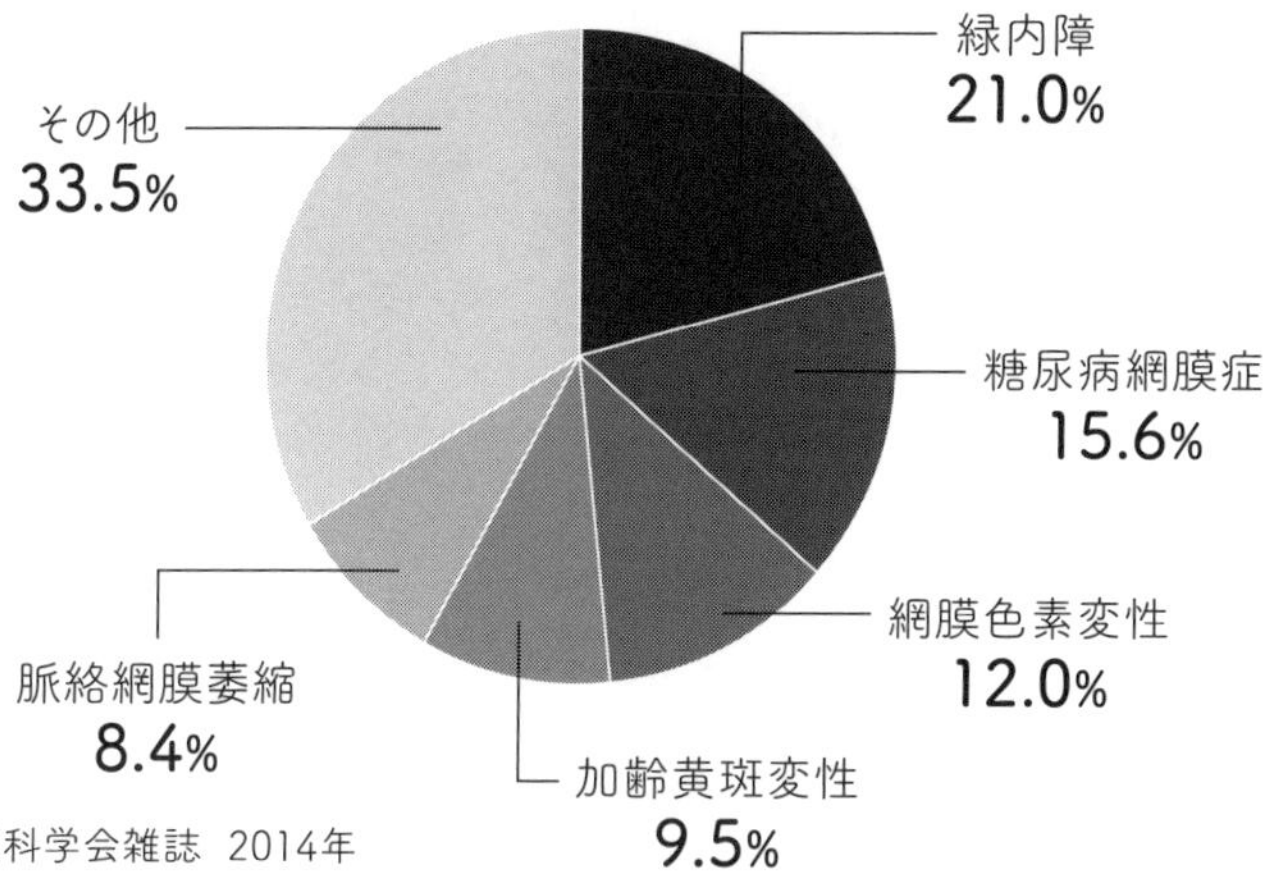

日本眼科学会雑誌 2014年

目の衰えは年齢とは無関係、危険なサインを知っておく

近年、健康な状態と要介護状態の中間のステージを指す**「フレイル」**という言葉をよく見聞きするようになりましたが、ご存知でしょうか。

フレイルとは、わかりやすくいえば「加齢により心身が老い衰えた状態」のこと。海外の老年医学の分野で使用されている英語の「Frailty（フレイルティ）」が語源です。「Frailty」を日本語に訳すと「虚弱」や「老衰」、「脆弱」などを意味します。

とはいえ、フレイルに早く気づいて正しく介入（治療や予防）を行えば、戻ります。

実は、目にもフレイルがあります。

目のフレイルは**「アイフレイル」**といいます。加齢による目の機能低下を指します。

日本眼科学会などの団体からなる「日本眼科啓発会議」では、次のように定義されています。

「加齢に伴って眼が衰えてきたうえに、さまざまな外的ストレスが加わることによって目の機能が低下した状態、また、そのリスクが高い状態」

つまり、加齢とともに眼球の構造と機能の衰えが生じ、その状態にさらにストレスが加わると目に障害が出現するというわけです。

それを放置すると、当然ながら常に視えづらくなり、さらに進行すると重度の障害に陥り、回復は困難となります。失明の可能性も高まります。

つまり、目の病気は徐々に進行していくため、若いうちからの予防が大切なのです。40代以降の人は、特にアイフレイルに注意してほしいと思います。

問題が何もないうちから「アイフレイル」という言葉を理解しておくことも、「視る投資」となります。

日本眼科啓発会議が40代以上の男女に「目の健康に関する意識調査」を行ったところ、「目について何らかの自覚症状がある」と答えた人のうち、3年以内に目の検査を受けた人は全体の**57・9%**でした。つまり「目に何らかの不調があっても、半数近くの人が眼科へ行っていない」ということです。

忙しい現役世代が、通院の時間を捻出しにくいという事情はよくわかります。とはいえ、どのような病気も早期発見、早期対応は非常に重要です。

日本眼科啓発会議による次のチェックリストを、ぜひ確認してみてください。このリストにある10項目を、詳しい理由つきでご紹介しますね。

【アイフレイルチェックリスト】

①目が疲れやすくなった

「目が疲れやすくなった」ということは、目の使いすぎで負担をかけているのかもしれません。また、何らかの病気が隠れている可能性もあります。

②夕方になると視えにくくなることが増えた

目が健やかな場合。寝る寸前まで「視えにくい」とは感じないものです。しかし夕方くらいで「視えにくい」ということは、かなりの負担がかかっていることになります。もしかすると、老眼が始まっていることも考えられます。

③新聞や本を長時間視ることが少なくなった

「もともと新聞や本をよく読んでいたのに、最近読まない」、そんな人も要注意です。

新聞や本に興味を感じなくなっただけかもしれません。

面白い本と出会えていないだけかもしれません。

でも、もしかすると目の問題かもしれないからです。

「視る力」が弱くなっている、もしくは何らかの病気がある恐れがあります。

④食事のときにテーブルを汚すことがたまにある

食べているものをこぼしやすい、またそれに気づきにくい人がいます。

急いでいたり、何かを読みながら食べていたりする場合、そうなってしまうのは仕方がありません。

また「もともとよくこぼすのだ」という人もいるでしょう。

しかし、そうではない場合。「前はこんなにこぼさなかったのに……」という人は、視る力が衰えているのかもしれません。

⑤メガネをかけてもよく視えないと感じることが多くなった

近視でも、遠視でも、乱視でも、老眼でも、メガネさえかければ「よく視える」ように矯正が可能です。でも「よく視えない」ということは、白内障、緑内障、加齢黄斑変性などの病気があるのかもしれません。

⑥まぶしく感じやすくなった

ドライアイで目が傷ついている場合。白内障で水晶体が濁っているため光の屈折が正常に行われない場合。まぶしく感じることがあります。

⑦はっきり視えないときにまばたきをすることが増えた

主な原因としてドライアイが想定されます。目が乾燥して視づらくなると、目の表面を潤そうとして、無意識のうちにまばたきが増えるのです。

⑧まっすぐの線が波打って視えることがある

「黄斑」での問題が考えられます。

網膜の中心に「黄斑」という部分があります。直径約1・5㎜〜2㎜の小さな部分です。非常に小さなパーツですが、ここがダメージを受けると、さまざまな病気が発症します。

たとえば加齢黄斑変性、糖尿病黄斑症などです。

⑨段差や階段が危ないと感じたことがある

まずはできる範囲で「視えやすくする工夫」をしてみることです。

たとえば自宅に段差や階段があるなら、そのへりに視やすい色の「転倒防止（滑り止め）テープ」を貼ってみましょう（通販でも、さまざまな色の転倒防止テープが販売されています）。また照明も明るくしましょう。眼科の早期受診もおすすめします。

⑩信号や道路標識を見落としそうになったことがある

これは車を運転する人に、特に気をつけていただきたいことです。

緑内障のせいで視野が欠けたり、白内障のせいで視界がかすんだり、眼瞼下垂《がんけんかすい》のせいで瞼が下がって上の視野が欠け、大事なサインを見逃してしまう人がいます。

これは大事故につながりかねませんので、早めに受診してください。

右のチェックリストで2つ以上あてはまった場合、アイフレイルの可能性があるとされます。もちろん1つでも気になる項目がある場合は、速やかに対処しましょう。

［ あなたは大丈夫？ アイフレイルチェックリスト ］

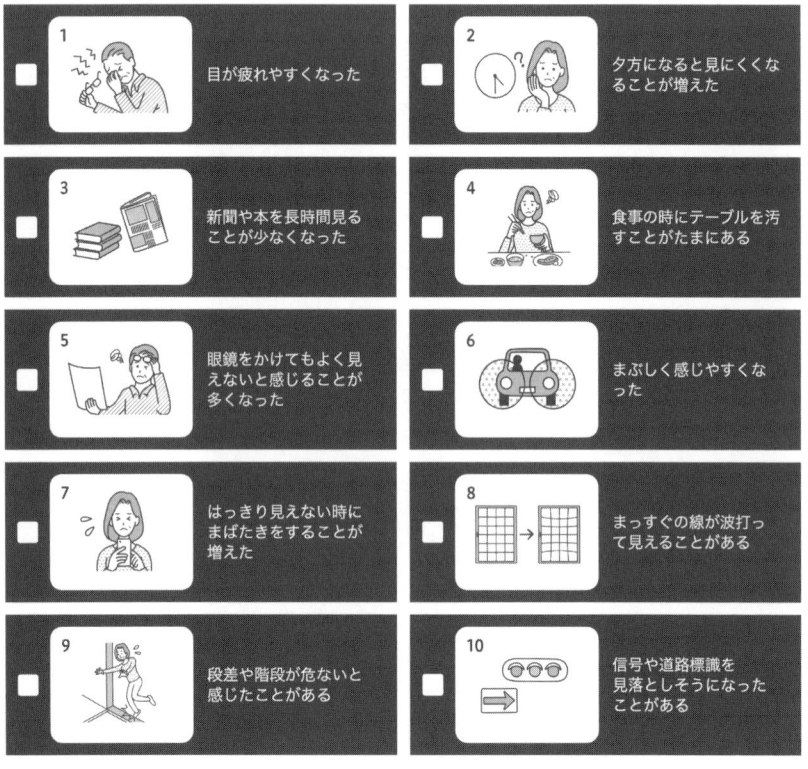

□ 1

目が疲れやすくなった

□ 2

夕方になると見にくくなることが増えた

□ 3

新聞や本を長時間見ることが少なくなった

□ 4

食事の時にテーブルを汚すことがたまにある

□ 5

眼鏡をかけてもよく見えないと感じることが多くなった

□ 6

まぶしく感じやすくなった

□ 7

はっきり見えない時にまばたきをすることが増えた

□ 8
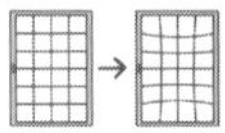
まっすぐの線が波打って見えることがある

□ 9

段差や階段が危ないと感じたことがある

□ 10
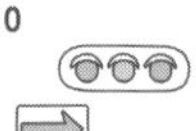
信号や道路標識を見落としそうになったことがある

出典：アイフレイル啓発公式サイト https://www.eye-frail.jp/

近視は手術一発で治せば効率がいい?

「メガネから解放されたい」という人は一定数いらっしゃいます。いろんな情報があふれているので、ここで整理してお伝えしておきましょう。ちなみに眼科医の私は、仕事の性質上、メガネを選択しています。その意味も考えながら読み進めてもらえれば、より理解しやすくなるでしょう。さまざまな選択肢がありますが、その**メリットとデメリットを正しく把握しておくことも「視る投資」**へとつながります。

近視を治すというと、かつては**「レーシック(LASIK)手術」**が有名でした。レーシック手術(レーシック)とは角膜を少し削り取り、角膜から入る光の屈折率を変えることで、ちょうど網膜上でピントが合うように調整する手術です。

メリットは、裸眼で生活ができること。そして後述するICLと比べると、リーズナブルという点です。

デメリットは、**術後に「眼圧」（目の圧力）が「低めの数値」で出がち**である点です。「眼圧」の値は、緑内障の診断に必須です。それが低めに出てしまっていたせいで緑内障の兆候が見逃され、かなり緑内障が進んでから治療に苦労するというケースがすでに報告されています。また私自身、多くのそういった患者さんを診ています。みなさん口々に「視力がよくなったから油断していた」とおっしゃいます。

またレーシックは、あるクリニックで手術後に角膜炎などの集団感染が起こって社会問題となり、それ以降下火となりました。

その後出てきたのが**ＩＣＬ**（Implantable Contact Lens）です。

ＩＣＬは、ソフトコンタクトレンズのようなものを目の玉（眼球）の中に入れる手術で、「眼内コンタクトレンズ」ともいわれます。ＩＣＬを受けると、半永久的にコンタクトレンズをしているようによく視えるようになります。

ICLのメリットは、「やり直しがきく」ことです。

術後、「よく視えすぎて（度数が強くて）つらい」といった不調を感じたときに、レンズを摘出すればいいので、なかったことにできます。

また、近視の程度がかなり強くても治せる点もメリットです。

レーシックは角膜を削るため、もともと角膜が薄い人はできません。また、近視が強い人はかなり角膜を削らなければいけなくなります。そうなると、削りすぎにより不調をきたしてしまうので、手術ができなかったのです。

しかし、ICLの場合は入れるレンズの度数を強くすればいいだけなので、近視がかなり進んだ人でも矯正が可能となりました。

ICLのデメリットは、コンタクトレンズのようなものを入れるだけなので、細かい調整ができない点です。レーシックであれば、わずかな度数差も調節できましたが、ICLは、あくまで市販のレンズの度数に合わせてしか矯正できません。

さらに眼球の中の手術ですから、確率は高くはないものの、合併症の危険もつきまといます。術後に感染症が起きた場合、重篤になるリスクがあります。

一つ、覚えておいてほしいのは、レーシックにせよＩＣＬにせよ、あくまでも「網膜上でピントが合うように調整するもの」にすぎない点です。**どちらの手術をしても、近視によって眼軸が伸びてしまっている眼球そのものを変えられるわけではありません。**

前述したように近視だと緑内障や白内障、黄斑変性、網膜剥離などのリスクが高まります（22ページ）。これらのリスクは、レーシックでもＩＣＬでも、一切下がりません。ですが、手術によって「ものが視える」ようになったがために、皮肉なことに眼科や定期検診を軽視しがちになり、深刻な目の病気の早期発見の機会を逸してしまう恐れがあるのです。

さらにいうと、年齢によって向き・不向きがあります。

特に**40代以上の人には、レーシックやＩＣＬをおすすめしにくくなります。**

なぜなら、45歳を過ぎると近視に加えて老眼という問題も出てくるからです。

老眼とは、手元が視えなくなる状態です。目のピントを合わせる調節力という能力が落ちるわけです。

若い頃は、レーシックやICLで近視を治せば、1日中近視用のメガネなしで過ごせるようになります。でも、老眼が出てきたら途端に困ります。**遠くはメガネなしで視えても、手元は老眼鏡をかけないと視えない**のです。

もし近視矯正手術を受けずに老眼になった場合。遠くはメガネをかけないと視えませんが、手元はメガネを外せば視えるようになります。

つまり**「メガネを外して視えるようになる場所」が入れ替わるだけとなり、手術のメリットが少なくなる**のです。

さらに50歳、60歳と年齢が上がると、白内障手術を受ける可能性も高まります。

人は誰しも白内障になります。50歳でも5割以上の人が白内障を持っています（41ページ）。50代で5割以上、80歳以上はほぼ全員が発症します。

白内障が進行すると、濁った水晶体を取り除く手術を受けます。

もし、老眼になる前にレーシックやICLの手術をしていた場合。

その後に白内障手術をすることになるので、人生で2回手術が必要になります。

でも、**白内障になるまで我慢できれば、目にメスを入れるのは1回**で済みます。

わずらわしいメガネをやめて「一生コンタクトレンズ」で過ごせるか？

コンタクトレンズかメガネか、どちらがよいのかについてもお話ししましょう。

大前提として「どれだけメガネがイヤ」という人でも、**「コンタクトレンズを使うならメガネも持つ」**ことを守っていただきたいと思います。

二者択一ではなく「メガネだけ」または「メガネ＋コンタクトレンズ」となります。

なぜなら、コンタクトレンズは「目に傷がつく」などのトラブルがあると使えません。そういう場合、メガネを使うことになるからです。

ですが、驚くべきことに「コンタクトレンズしか持っていない人」がいます。

またあとで詳しくお話ししますが、コンタクトレンズの長時間装用は、目に少なからぬダメージを与えます。コンタクトレンズを外しているときの矯正用としても、度数の合ったメガネを併用するのは大事なことです。

私がなぜコンタクトレンズにしないのか。その理由も述べておきましょう。

まず眼科医という職業上、**目の感染症の現場にいるから**コンタクトレンズは避けています。

代表的なのは「流行性角結膜炎」という病気です。アデノウイルスというウイルスによる感染症の結膜炎です。アデノウイルスは非常に感染力が強く、学級閉鎖なども起こしてしまうようなウイルスです。

このウイルスは結膜炎を引き起こします。そしてウイルスは、目やにや涙に含まれています。その目やにや涙を触った手で、またどこかを触ると、そこから2週間はウイルスがなくならないという特徴があります。コロナ禍以降、アルコール消毒が一般的に行われていますが、アルコール消毒だけでは防ぎきれないというのが現状です。

眼科医は、このような強い感染症を持った患者さんを外来で診ています。

万全の対策をしていますが、どこかにこのウイルスがいることはありえます。それを触った手で、つい目を触ってしまう可能性があります。

もしコンタクトレンズをしていたら、目がゴロゴロして、つい目に手をやってしまうこともあるでしょう。ですから、コンタクトレンズは避けているわけです。

また、眼科の診療や手術では、かなり目を使います。集中して視ているときはまばたきの回数が減りがちなので、**目が乾きやすくなるコンタクトレンズは難しい。**

このような事情があり、眼科医は一般的にメガネを選びやすいのです。

とはいえ眼科医の中にも、レーシックやＩＣＬを受けている人はいます。

しかし私（眼科医）はしていません。なぜでしょうか？

まず、**「手術は短期的によくても、長期的には何か起こる可能性がある」**と知っているからです。かつてはよいと思われていた手術が、何十年かしてから「こういう問題点があった」というふうに判明することも珍しくありません。

たとえばレーシックを受けた場合。眼圧を測っても数値が正確に出ないので、緑内障になったときの治療に苦慮したり、発見が遅れたりしてしまいます。

ですから、**私はコンタクトレンズよりメガネ、レーシックやＩＣＬよりメガネ**という選択をしているのです。

つまり、私がメガネを選んでいるのは「メガネが単純に優れているから」ではなく、それぞれのよい点と悪い点を知り、天秤にかけて選択した結果です。

また、自分の仕事で最大限のパフォーマンスを出せることを第一に考えた結果でもあります。


あなたも、自分のライフスタイル、職業、年代に応じて検討をしてください。

たとえばメガネがとてもつらい人、コンタクトレンズにしたいが不得意でつけられない人、そして若い人であればメリットが増えるため、レーシックやICLをやる理由が出てきます。

デメリットはありますが、確率の問題なので、それをどう捉えるかということになります。特に私のように細かな作業を求められないデスクワークの場合は利点・欠点を理解したうえでコンタクトレンズやレーシック・ICLを選択するのも立派な「目への投資」です。実際多くの方がそれで満足されています。

もちろん**リスクがあることは一切しない**というのも、**立派な「目への投資」**です。

ビジネスパーソンの職業病、ドライアイ

「目が乾く感じさえなければ、ドライアイではない」

あなたはそう思ってはいませんか?

名前のイメージから「目の乾き」という症状にばかり着目されるドライアイ。

ですが、実際は「目の乾き」以外のドライアイの症状は多くあります。

そのことに気づかないと、いつまでも原因不明の不調に悩まされたり、生産性を落としてしまったりします。

その結果、前書きでも触れたように、ドライアイになった場合、年間売り上げを1人あたり**48・7万円**程度も下げてしまうのです。

このように、「目の乾き」以外の症状が出るドライアイは、眼科医の界隈では**「隠れドライアイ」**と呼ばれています。

では、「隠れドライアイ」にはいったいどのような症状があるのでしょうか。

【「隠れドライアイ」の目に出る症状】
①涙が出る
②まぶしい
③目が疲れる
④目やにが出る
⑤目がかすむ
⑥充血する

「①涙が出る」というのは目が潤っていて、ドライアイの症状ではなさそうに思えるでしょう。どういうことか、ご説明しましょう。

本来、涙には「目を守る」という機能があります。

適切に目の表面に涙がないと、風などのわずかな刺激で、目に傷がつきます。

その傷を治そうとして、涙を分泌してくれるのです。

つまり**ドライアイなのに、涙が出て止まらなくなる**のです。

また、目に傷がつくため光が散乱して「②まぶしい」と感じる人もいます。乾燥により視にくくなり「③目が疲れる」という症状が出る人もいます。涙が適切に分泌されていないので「④目やにが出る」人もいます。涙が不足するため角膜などに傷がつき「⑤目がかすむ」人もいます。ドライアイのダメージを補おうとして目が「⑥充血する」人もいます（充血を抑えようとして充血止めの目薬を使うと、さらにドライアイが進むのでやめましょう）。

さらにドライアイは眼精疲労、脳疲労、頭痛、肩こりを引き起こすことがあります。そのメカニズムは次の通りです。

ドライアイの場合、パソコンの画面を長時間視ていると、文字がだんだん読みづらくなってきます。涙の質がよくないため、目の表面を覆っている涙がまだら状になっているからです。

なんとか文字を判別しようとして脳が疲れたり、肩や首がガチガチにこって頭痛になったり、作業効率もダウンします。

では実際、どのぐらいの人がドライアイなのでしょうか。

パソコンやスマホを使うことの多いオフィスワーカーの65%がドライアイ、または その疑いがあるといわれています。

つまり半数以上の人がドライアイです。

ですが、ドライアイであることを自覚している人は少なく、「隠れドライアイ」のせいで不調を感じたり、生産性を低下させてしまっていたりします。


ではいったいなぜ、ドライアイは起こるのでしょうか。

ドライアイは「涙の量が足りなくて目の乾燥が起こる」と思われていますが、そうとは限りません。むしろ**「涙の質が悪くて目の乾燥が起こる」**ほうが多いのです。


涙には、**「乾燥しやすい涙」**と**「乾燥しにくい涙」**があります。

涙には水だけではなく、油や「ムチン」といった、「涙が簡単に乾かないようにする物質」も含まれています。

これらが適切に乾燥を防いでくれないと、涙は出ているのにすぐに乾燥してしまうという状態を引き起こします。

それは冬場で皮膚が乾燥しているとき、化粧水に加えて乳液も塗らないと乾燥してしまうことと似ています。

「乾燥しやすい涙」が分泌されているとき、目を開け続けているのがつらくなります。一方、「乾燥しにくい涙」が分泌されているとき、目は開けたままでいられます。

その仕組みを活かして、**「目を開けて何秒我慢できるか」**が、涙の質を調べるバロメーターとなっています。

順天堂大学の研究では、「まばたきを我慢できる時間」が**12・4秒以下の場合はドライアイ**であるという結果が出ています。

つまり「12秒」経たないうちにまばたきをしたくなる場合は、涙は出ていても質が悪いといえます。またドライアイの可能性も高いです。

あなたもぜひ**「12秒以上、まばたきをせずに目を開けていられるか」**、セルフチェックをしてみてください。

ドライアイのセルフケア

ドライアイの恐ろしさは、ご理解いただけたでしょうか。

ここから、いよいよドライアイの治療とセルフケアについてお伝えしていきます。

「視る投資」として、ぜひ実践してみてください。


ドライアイを治したいとき。

市販の目薬は有効な手段ですが、それだけでは治らないことがよくあります。

確かに、今は昔と比べると、ドライアイ対策の市販薬が増えています。

たとえば「スイッチＯＴＣ」といって、かつては医療機関でしか処方できなかったヒアルロン酸の点眼薬が、今では薬局でも買えます。

けれども、現在の眼科の治療では、それ以上に涙の質を改善する成分「ムチン」に着目した点眼薬がよく使われています。

つまり市販薬ではなく、**病院での処方薬でしか改善しないケースが多い**のです。

またドライアイは、寝れば治るわけでもありません。

眠っている間は目を閉じているから目が乾燥しないと思われがちですが、睡眠中は涙が分泌されないため、かえって乾燥します。

ドライアイを自覚したら、眼科を受診することが完治への近道です。

そして、予防についていうと「**3つのコン**」に気をつけてください。

それは「**①エアコン ②パソコン**（スマホを含む）**③コンタクトレンズ**」です。

まず、**乾燥によりドライアイを発症させるのが**「**①エアコン**」です。

そして、**まばたきの回数が減ることでドライアイを招くのが**「**②パソコン**」です。

ここは、詳しくお話ししますね。

通常1分間に20～30回程度まばたきをするところ、読書中は12～15回程度に減ってしまいます。そしてパソコンを使うときは10回以下になってしまいます。

つまり、それだけ目を休めることができないのです。

なぜ、読書時よりもパソコンに向き合うときのほうがまばたきが少なくなるかというと、**デジタルデバイスの画面は、微細に動く強い光を発しているから**です。

デジタルデバイスを使う間、人間は無自覚のうちに**「動いている光を一生懸命、目で追う状態」**になっているのです。

動いているものを目で追いかけていると、どうしても、まばたきの回数は減ります。

デジタルデバイスを使っている間の「まばたきの少なさ」が涙の質の低下を招き、ドライアイを誘発するわけです。

最後は「③コンタクトレンズ」です。

角膜を覆って目の水分を奪うため、ドライアイを引き起こすのが「③コンタクトレンズ」です。

これら「3つのコン」に対応して、目を守っていくことが重要になってきます。

では、具体的にどうすればよいのか。

日常生活で実践したい注意点をまとめておきます。

「3つのコン」以外にも、注目していただきたい点があります。

①エアコンから目を守る

エアコンを使用する際は、加湿器を併用するのが効果的です。加湿器がないときは部屋に濡れたタオルを干したり、霧吹きで湿度を保ったりするだけでも違います。

また、エアコンのかわりにオイルヒーターや石油ストーブ・ガスストーブなどを使用すると理想的です。オイルヒーターは湿度の低下を招きません。

石油ストーブ・ガスストーブは空気の入れ替えが必須ですが、燃料が燃えるときに水分を発生させ、加湿効果をもたらします。

②パソコン（スマホを含む）から目を守る

パソコン使用時には、まばたきが減るので、ドライアイや眼精疲労の原因になります。ですから1時間に1回は休みを入れる必要があります。

できれば、まばたきを意識的にして、目を潤しましょう。

点眼薬などで乾燥を防ぐのも効果的です。

③コンタクトレンズから目を守る

コンタクトレンズをつける場合は使用時間を短くしたり、使用回数を減らしたりすることが重要です。レンズの種類によっては乾燥しにくいものもあるので、検討してみるのもよいでしょう。

④起床直後、目をこすらない

目覚めた直後は、つい目をこすりがちですよね。でも目をこすると、眼球に大きなダメージを与えます。目覚めた直後は、目の表面が乾いていて非常に傷つきやすいので要注意です。目やになどが気になる場合はティッシュなどでこするのではなく、目尻や目頭からそっと拭ったり、水で優しく洗い流したりするようにしましょう。

⑤メークはしっかり落とす

しっかりしたメークを落とす場合。洗顔時、強く目を閉じたまま洗顔を終えると、目

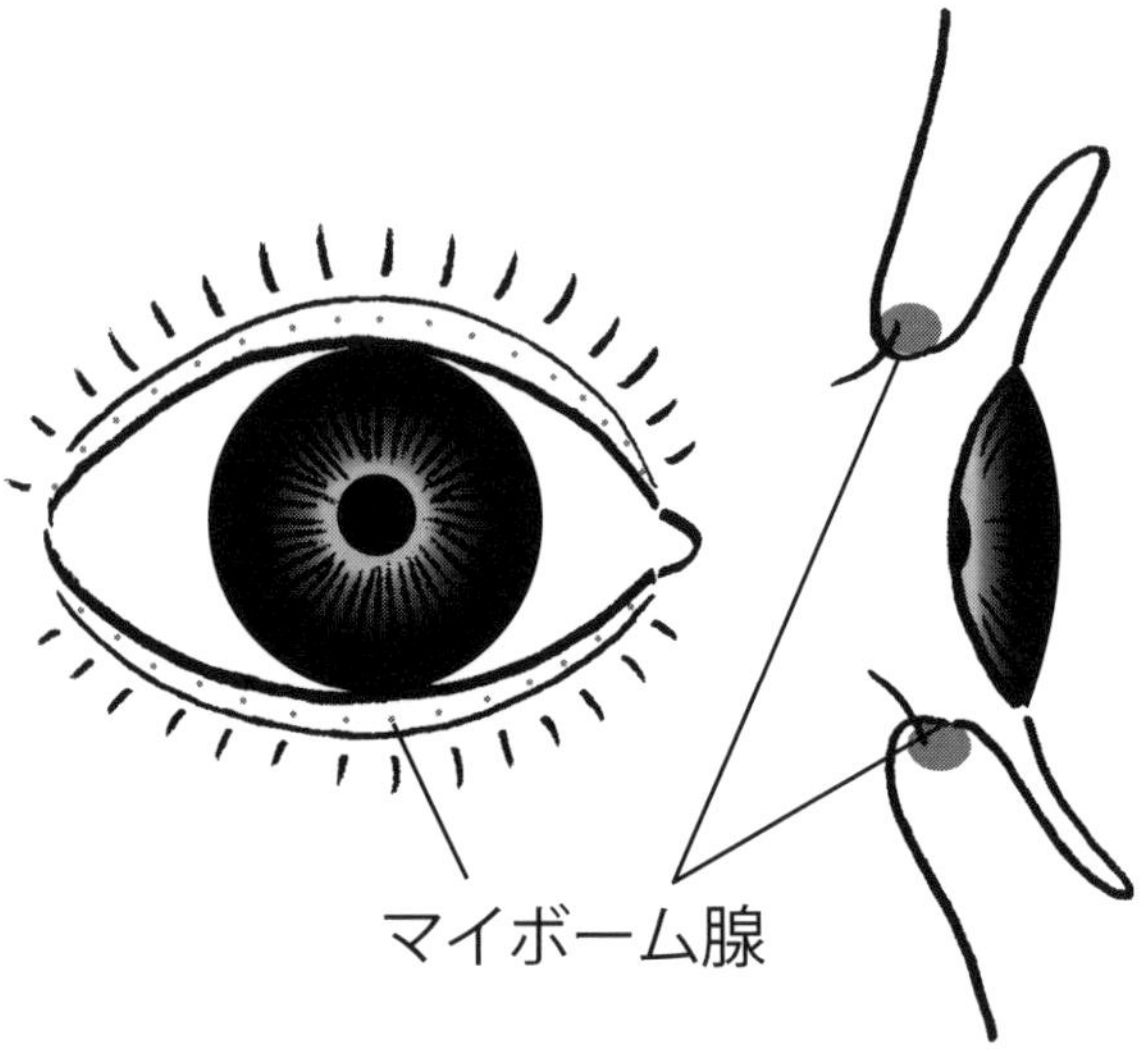

のキワにファンデーションやアイメイクの成分が残ってしまうことがあります。

するとまつ毛の内側の目のふちにある「**マイボーム腺**」という涙の分泌腺がふさがれかねません。結果、涙の分泌が悪くなり、ドライアイの一因となります。

メークを落とすときは、まず通常のメーク落としで洗顔し、さらに綿棒などで目のキワを優しく拭うようにして、丁寧に除去しましょう。

メガネもサングラスも2年に1度はチェックする

メガネをつくったら、何年間もそのメガネ一つで過ごしている。

そんなことはありませんか。

「度数が変わっていないからメガネは変えなくていい」ということはありません。

メガネには特殊なコーティングが施されていて、メガネのレンズがホコリなどで汚れにくくなっています。また、紫外線をカットしてくれる機能のついたメガネもありますが、年月とともに機能は落ちていきます。

ですから、2年経ったらメガネの状態は確認したほうがよいのです。

そもそも、目の状態がメガネと合っているかについても確認する必要があります。合わないメガネを使っていると、体調不良を招く可能性もあるからです。

頭痛、吐き気、めまい、気分不良……。このような症状が出ることが、多数報告されています。

目とは直接関係のない症状の場合「メガネが原因で体調不良になっている」とはなかなか気づきにくいでしょう。

その分、非常に厄介だといえます。

逆にいうと、このような体のプチ不調に気づいたら、「今のメガネが今の自分に合っているのか」確認したほうがよいかもしれません。

メガネには一種の「有効期限」があることを、覚えておいてください。

これは、サングラスについてもいえることです。

とりわけ色の濃いサングラスには注意してください。

紫外線を吸収するのは、サングラスの「色」ではなく「加工」です。

「色が濃いほうが紫外線をよく防いでくれそう」と思われがちなのですが、紫外線のカット率とレンズ自体の色には相関関係がありません。

メガネにせよサングラスにせよ、紫外線カットのコーティングが施されたものについては、保管環境も重要です。

メガネもサングラスも、使わないときは日光に当たらないよう、ケースに収納することをおすすめします。

ステロイドの「目への悪影響」を知っておく

どんな薬にも副作用はあります。もちろん、一般の人に「いろんな薬の副作用について詳しくなってほしい」と望むわけではありません。

ただ、目を守るために一つだけ知っておいていただきたい副作用があります。

それは**「ステロイド薬には眼圧を高める副作用がある」**という事実です。


花粉症などのアレルギー疾患で、かゆみなどの症状が出たとき。「抗アレルギー薬」または「ステロイド薬」の目薬が出されることがよくあります。

抗アレルギー薬は効き方がマイルドなのに対して、ステロイドの点眼薬は切れ味がよいのが特徴です。そのため、ステロイド薬を希望する患者さんは少なくありません。

しかしステロイド薬には、眼圧を高める副作用があります。よく考えずに漫然と使い続けていると、**緑内障や白内障などを発症するリスク**があるのです。

ですから、最初に抗アレルギー薬を使ってみて「どうしても効果が足りない」と感じたとき。用心しながらステロイド薬を検討するよう、おすすめします。

（一方、ドライアイ薬、白内障予防薬、緑内障治療薬については、長期的な使用を前提とした薬なので、安心して使い続けてください）

また、アトピー性皮膚炎を治療するためのステロイド軟膏にも注意が必要です。ステロイド軟膏を目の近くで塗り続けていると、やがては失明しかねません。

アトピー性皮膚炎で処方されたステロイド軟膏を目の周りに塗り続けていた20代女性のBさん。あるとき「目がなんとなく視えにくい」と眼科を受診したところ、眼圧は「40㎜Hg」と非常に高いことがわかりました。

（眼圧の基準値は10～20㎜Hg。それより上の値は要注意とされます）

また視野欠損もかなり進んでいました。つまり緑内障を発症していたのです。

Bさんはステロイド軟膏を塗るのをすぐにやめ、緑内障治療を行い、視力の悪化をなんとか食い止めました。

「ステロイドは、症状が落ち着いたらなるべく早くやめる」というのが原則です。気になることがある場合は、主治医によく相談してみてください。

コンタクトレンズを使うなら「角膜内皮細胞《かくまくないひ》」の数を把握しておく

多くの人に知っておいてほしい「角膜内皮細胞」の話をします。

この細胞は毎年減少する一方で、決して増えてくれません。

減りすぎて一定のラインを超えた場合、コンタクトレンズを入れられなくなったり、白内障の手術を受けられなくなったりなど、大きな不利益が生じます。

ですから、日常生活で気をつけていただきたいのです。

たとえていうと、この角膜内皮細胞は「**入金ができない銀行口座**」のようなもの。途中からは一切増やせないため、ムダ使いをせず、その残高をなるべく高く保たねばなりません。

ではいったいどうすれば、残高を高くキープできるのか。

目の構造から詳しくお話ししていきます。

角膜内皮細胞層とは、黒目を覆う「角膜」の最も内側にある層です。

角膜とは、1枚の膜ではなく、角膜上皮細胞層、角膜実質細胞層など5層の構造に分かれているのです。

角膜内皮細胞は、しみ込んできた水を汲み出して透明性を保ってくれています。

そんな大事な角膜内皮細胞ですが、加齢とともに毎年少しずつ減っていきます。

また、**コンタクトレンズの長時間の装用**や**手術**などによって、さらに減少します。

そして、一度死んだ角膜内皮細胞が再生することはありません。

ある一定の数より減ってしまうと、黒目の透明性が保てなくなり、むくみや濁り、痛みなどが出ます。

最終的には**角膜移植**などの方法しかありません。

それでも元の状態には戻りません。

私たちにできる防衛策は、**角膜内皮細胞を大切に扱う**ことくらいです。

最も気をつけるべきは、コンタクトレンズの長時間の装用です。

角膜は血液のかわりに空気中から酸素を、涙などから栄養分を取り入れています。今のコンタクトレンズは酸素透過性が高いですが、それでも酸素は不足しがちです。また、ソフトコンタクトレンズは角膜にフィットして装用感がいいものの、角膜上の涙の交換はされにくいものです。

つまり、**コンタクトレンズは裸眼に比べて、目への負担が格段に大きくなります。**

ここまで読んで「自分の目は大丈夫か」と不安になった人もいらっしゃるでしょう。気になる人は、ぜひ眼科で測定をしてもらってください。

残念ながら自分で調べることはできません。

通常は、2～3年に一度の計測がおすすめです。

正常な角膜（20代）では、1平方㎜あたり**約3000個**の角膜内皮細胞があります。1平方㎜あたり**1000個**を下回ると正常な機能を維持できなくなり、**500個**を下回ると水疱性角膜症（角膜に多量の水がたまる病気）になるとされます。

手術やコンタクトレンズ装用をしていない場合の平均値は、次の通りです。

・20代……3000個以上
・40代……3000個以上
・60代……2950個以上
・80代……2770個以上

一方、60代以上に照準を当ててみましょう。

「ギリギリ大丈夫」という**下限値**についていうと、平均値（2950個）よりも大幅に下回ります。

・手術やコンタクトレンズ装用をしていない場合……1200個以上
・手術をした場合……600個以上

つまり、かなりの〝余裕〟があります。
また平均より少ないからといって、問題が即起こるわけでもありません。
重く捉えすぎることはないのですが、数値として把握しておきましょう。

角膜内皮細胞を守るには、**必要のないときはメガネで過ごす**ことです。

また、コンタクトレンズを入れたまま眠ったり、ワンデータイプの使い捨てレンズを何日間も使い回したりするのは絶対にやめてください。

もちろん正しい使い方をしていれば、角膜内皮細胞が極端に減ることはありません。最近は、さまざまなタイプのコンタクトレンズが出てきました。

遠近両用の老眼用や、抗アレルギー薬の成分がレンズに含まれたものまで多様です。

うまくつきあって、人生を充実させていきましょう。

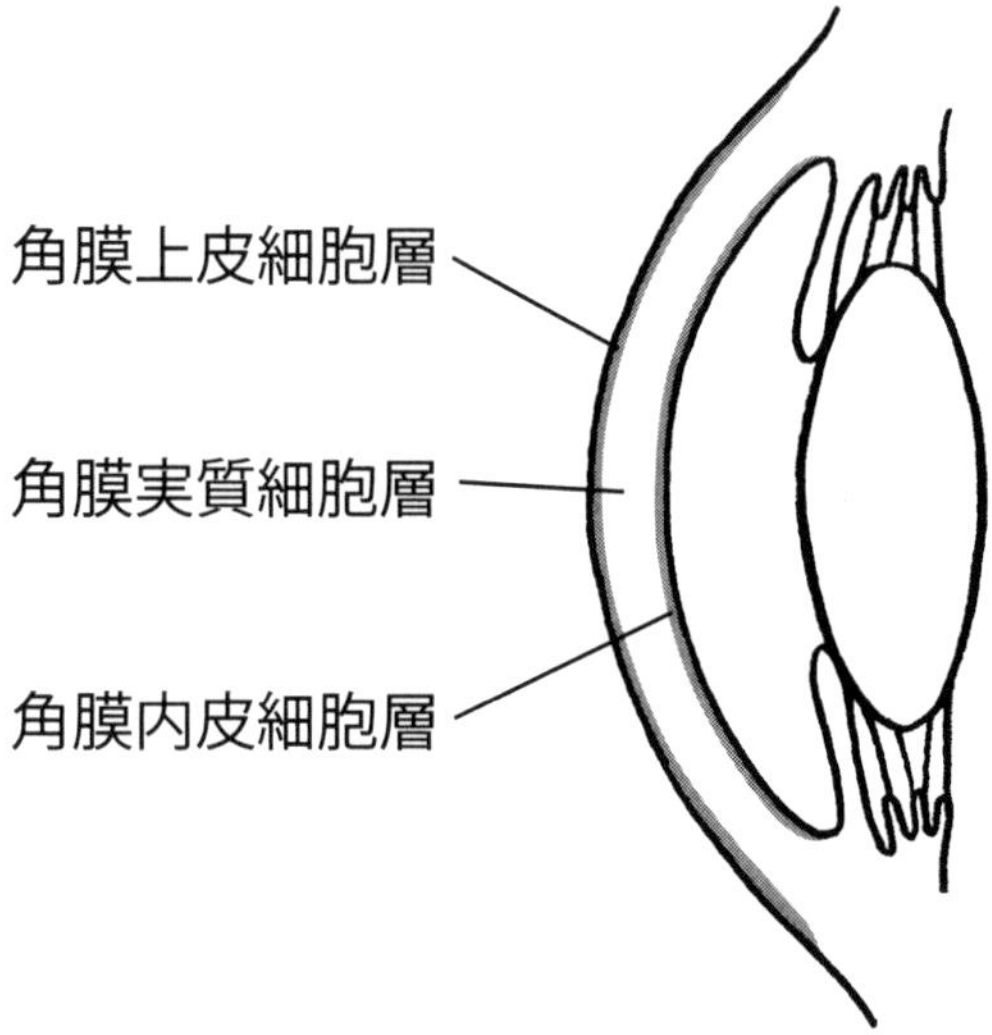

第3章

「視る」と脳の関係性

目のパフォーマンスが低下すると、脳のパフォーマンスも下がる

今まで「目のパフォーマンスの低下によって脳のパフォーマンスが落ちる例」をいくつかお伝えしてきました。

たとえば「デジタルデバイスを視続けたとき」「ドライアイのとき」「ルーペで拡大してぼやけたものを視続けたとき」etc……。

このような「目のパフォーマンスが低下する理由」は、2つに分類できます。「視る投資」をうまく続けるためには、整理をしておくことが大切です。

1つ目の理由……**「単純な疲労」**（一時的なもので、休むと治る）
2つ目の理由……**「目の能力の低下」**（視覚情報を入力する能力自体が低下する）

1つ目の「単純な疲労」は、「〝視る力〟は朝がピークで、夜に向かって落ちる一方」

という目の性質によって起こります。

誰にでも当てはまることですから、悩みすぎることはないでしょう。

デジタルデバイスを視る時間をできるだけ減らしたり、作業中の休憩の頻度を増やしたり、睡眠をしっかりとったりすれば改善できます。

短期で修復できると考えてよいでしょう。

注目してほしいのは、２つ目の「目の能力の低下」です。

「視覚情報を入力し、脳に送る」という能力自体が落ちることを指します。

具体的にいうと、ドライアイや緑内障などの**目の病気**、**老眼**、**「自分の〝視る力〟に合っていないメガネをかけている」などの〝問題〟**のせいで「目の能力の低下」が起こります。

これらの問題を取り除くには時間がかかるかもしれません。

でも、だからこそ早期に取り組む価値があります。

これらの〝問題〟を放置しているとどうなるか、考えてみましょう。

「視にくい画像」を視続けているとき、つまり目に入力される視覚情報が減っているとき、脳にはどの程度の負荷がかかっているのでしょうか。

「送られてくる視覚情報が減るのだから、脳の負担は減るんじゃないか」

そう考えたくなるかもしれません。

ですが実際は正反対で、「送られてくる視覚情報」が減ると、脳は足りない部分を補正しようとして、働きすぎてしまいます。

「ドライアイのとき」「ルーペで拡大してぼやけたものを視続けたとき」などが、まさにこれに当てはまります。

納得いただけると思いますが「視やすい画像」よりも「視にくい画像」を処理しているときのほうが、脳の負担ははるかに重くなります。**脳のリソースがムダに使われすぎる**のです。

脳のリソースを節約するために、目の能力をできるだけ高く保つことが理想です。

仕事のパフォーマンスを上げるためには、目の問題を早く解決することです。

「脳のリソース」という資産を目減りさせないよう、まずは目を守りましょう。

楽しい視覚情報のインプットは、頭をよくして認知症も遠ざける

目に問題があると、脳に負担がかかりすぎて脳のパフォーマンスまで下がります。

反対に、目から「視やすい」「楽しい」「ポジティブな視覚情報」を入力してあげると、脳の機能がアップし、パフォーマンスが上がります。

嬉しくなるような視覚情報を、意図的に多彩に取り入れていただきたいのです。

「目は休めれば休めるほどいい」という考えから、「目を使わなければ最高にいい」と誤解している人がいます。

確かに、デジタルデバイスから目を遠ざけて「目を休めること」は非常に大事です。

ただ、それは程度問題です。

「目は休めるほどいいはず」「目は使わないほどいいはず」と家にこもってばかりいたら、脳はなかなか活性化しません。

「いつもと同じもの」「近くにあるもの」を視てばかりいても、脳への刺激にはなりにくいからです。

ですから驚きや喜びなど、ポジティブな感情が湧いてくるような視覚情報を入力しましょう。ポジティブな感情が動けば、脳の機能は活性化します。

お忙しい現役世代の人も、休日は好きなところに外出できればベストです。

もちろん平日も、**1日1回は外出**するのが理想的です（通学や通勤も含みます）。外に出ると視界が広がり、近見作業で凝り固まった目の筋肉をほぐせるからです。

とはいえ、ジョギングやランニングなどの本格的な運動をすすめているわけではありません。息が上がらないレベル、中程度の負荷をかけながら歩くだけでも「楽しい視覚情報のインプット」ができます。

その間の「歩きスマホ」「スマホチェック」はぐっと我慢してください。

サングラスがあれば、かけるのもおすすめです。歩行中は目が空気からの圧を受けやすいため、風よけとしてメガネをかけるのもいいでしょう。

歩く場所は「大自然の中がベスト」というわけではありません。

都会に住んでいる人が、自宅の周りを景色を楽しみながら歩くのもよいことです。

できれば「近く」ではなく「**少し離れたところ**」や「**遠く**」を視ましょう。

「あの看板に何と書いてあるのかな」などワクワクしながら歩ければ最高です。


脳に刺激を与える意味で、初めての道やあまり使わない道も歩いてみましょう。

現代人は、どうしても毎日「同じもの」を視て暮らしがちです。

脳に新奇な情報を届けて驚かせてあげましょう。

それを習慣化できると、認知症まで遠ざけられます。


近年は「目がいい人は認知症になりにくい」というのが定説になっています。

65歳以上の高齢者を対象とした調査では「視力のいい人は、そうでない人よりも認知機能が高い」という結果が報告されています。

反対に、奈良県立医科大学で行われた大規模疫学調査では「視力が悪くなるほど認知機能レベルが低い」という事実が明らかになっています。


つまり、**視力のよしあしと認知機能は密接に関係**しています。

楽しいインプットで認知機能を高く保ちましょう。それも「視る投資」です。

「視る」ことで、スポーツの成績だって上げられる

「視る」ことで、スポーツの成績も上げられます。**空間認識能力（空間認知能力）**も鍛えられるからです。

空間認識能力とは、**ものの位置や形、大きさ、速さ、向きなどを素早く正確に捉える能力**のこと。空間認識能力が高いと、目の前にないものでも素早く頭の中で結び付けてイメージができます。

たとえば現在地から目的地までの道順をすぐ把握できたり、サイコロの展開図を頭の中で展開できたりします。スポーツでいうと、次のようなことがうまくなります。

・バスケットボールやサッカーなどで、ゴール位置を的確に捉え、ボールを放つ
・バスケットボールやサッカーなどで、相手との距離感に合わせてパスを出す
・テニスやバドミントン、卓球などで、ボール（シャトル）を的確に打ち返す

・野球のバッターボックスに立ったとき、打てるボールを選ぶ

実際、第6章でご紹介する「**ガボール・アイ**」**などの知覚トレーニングの実践により「野球の三振率が下がった**」という研究報告があります。**選球眼**が磨かれるため、三振率が下がったわけです。注意してほしいのは、スイング（バッティング）がうまくなるわけではない点です。ヒットの確率が、必ずしも上がるわけではありません。スイングのうまさには、**力の出し方やフォームが関係してくる**からです。

ただ、選球眼が優れているのは、選手としては大きな武器になりますよね。

ゴルフにたとえた場合、空間認識能力が高いと「**芝目を読む力**」がアップします。ピンを視るだけでなく、グリーン全体を広い視野で捉えられるわけです。

ただ、毎回ホールインワンできるようになるわけではありません。

スイングのうまさには、やはり**力の出し方やフォームが関係してくる**からです。

スポーツには体力、瞬発力、判断力などさまざまな力が必要です。

その一要素として空間認識能力を磨くことには、大きなメリットがあります。

進化の過程で「立体視」と引き換えに人間が失ったもの

前述した「空間認識能力」に関連して、「立体視」についてお伝えしておきましょう。

立体視とは、両目の視差（視点の違い）を活かして、**物体や空間の深さや立体感を認識する力**をいいます。

両目による立体視は、空間認識能力の土台となります。ただ進化論的にいうと、**人間は立体視ができるようになったからこそ視野の広さを失った**ともいえます。

そもそも両目の位置には、「肉食動物型」と「草食動物型」の2種類があります。

人間は雑食系ですが、両目の位置は「肉食動物型」なのです。

肉食動物の目は獲物をしっかり捕らえられるよう顔の正面についています。

そのため**両目で視える範囲は広い**です。ただし片目だけで視える「単眼視野」は、それぞれ約80度しかなく、後ろはまったく視えません。

一方、**草食動物**の目は顔の横側についています。

そのため両目で視える範囲は狭いです。とはいえ片目の視野はそれぞれ約180度あるため、**両目を合わせると約350度を常に視ることができます。**

つまりライオンなどのように、ほかの動物を食べて生きている肉食動物と、ウサギなどのように植物を食べて生きている草食動物では、目の位置も異なるのです。

そして私たち人間の目は肉食動物のように、顔の正面についています。

視野の広さは、医学的にいうと上側が約60度、下側が約70度、鼻側が約60度、耳側が約100度まで視えています。

この**「医学的な視野」**とは、「片目で視線を動かさずにまっすぐ前を視たまま、どこまで端が視えるか」を測ったものです。

わかりやすくいうと**「光が光っているかどうかがわかる範囲」**のことです。

「そこに何かがある」とわかればいいのであって、白いビニール袋か白い犬かは判別できなくていいのです。

対して「**一般的な視野**」というものがあります。

たとえていうと、それは「車を運転していたら視野の隅っこから何かが飛び出してきたことに気づき、それが白いビニール袋なのか、白い犬なのかを一瞬で判断して回避できる」範囲のことです。


当然、「**医学的な視野**」**より**「**一般的な視野**」**のほうが実生活では重要**です。

この「一般的な視野」のことを、実生活で「有効に使える視野」であることから「**有効視野**」と呼びます。


有効視野は、両目でまっすぐ前を視てものの判別ができる範囲のことで、上下左右に約30度です。医学的な視野は片目で上下左右に60度以上もあるのに、有効視野はその半分以下になります。さらに有効視野は個人個人で範囲が違います。

有効視野が狭いと、周りのものを見逃しやすくなります。つまずいたり、人とぶつかったりしやすくなります。手元の文字を視ていても、次の行に移るときに違う行を視てしまう人もいます。つまり、**有効視野が狭いと不自由を感じる局面は増えます。**

有効視野が広い人ほど、運転が上手で認知症にもなりにくい？

では、有効視野をしっかりと保つにはどうすればよいのでしょうか。

まずは眼科的な病気の治療を行いましょう。

ドライアイや緑内障などの目の病気を治したり、老眼など自分の〝視る力〟に合うメガネをかけたりして、目が抱えている〝問題〟を解決することです。

そして**「目の能力の低下」**を防ぐことです。


眼球の病気に限らず、まぶたが下がってくる「眼瞼下垂」などの病気も視野を狭めてしまうので、要注意です。要は**「視野が狭くなった」**と少しでも感じたら眼科を受診して早期発見、早期治療に努めることです。

同時に**「脳知覚トレーニング」**（185〜207ページ）の実践もおすすめします。

有効視野の訓練法には、さまざまなものがあります。

ですが私が最もおすすめするのは、第6章で取り上げる「脳知覚トレーニング」です。

興味深いことに、**有効視野は認知機能が衰えると狭くなる**ことがわかっています。有効視野が狭くなると、当然ながら交通事故を起こす可能性も高まります。視野の周辺から飛び出す人を、見逃すことが増えるからです。

「有効視野が狭くなると、事故率が264％増える」というデータがあります。反対に、**有効視野を高く保てた場合、認知機能の低下は29％防げる**ことが明らかになっています。有効視野が広い分、周辺から入ってくる情報も増え、それによって脳が刺激されるからです。

実際、有効視野が広く保たれている人は、中心を視ながら周辺も視て、危険を察知できます。これは「**デュアルタスク**」といい、2つ以上の作業を同時並行できている状態です。

たとえば鍋をコンロの火にかけているとき、火を止めずに電話に出るとします。デュアルタスクができない場合、電話で通話を終えた後に、調理をしていたことをきれいに忘れてしまうわけです。

しかしデュアルタスクができていれば、コンロの火をきちんと消せます。

このように**有効視野を広く保つことで、脳がデュアルタスクをこなせる状態を維持できる**わけです。若い人の場合、それは**仕事の能力アップに直結**します。

このように有効視野を広く保つ重要性は、欧米ではすでに認識されています。「有効視野を広げよう」という啓発がなされ、その訓練が盛んに研究されています。

有効視野は無限に広がるわけではないですが、何歳からでも広げられます。

有効視野を広げると、認知症を遠ざけたり、脳のパフォーマンスを高めたりできるだけではありません。

有効視野が物理的に広いと気持ちも大きくなり、精神面でも余裕が出てきます。

では、どんなときに有効視野が狭まってしまうのか。

その原因についてもお伝えしておきましょう。

有効視野が狭まる大きな原因の1つ目は「**ストレス**」です。

「これは失敗してはいけない」などと緊張すると、周りが視えなくなりがちです。たとえば、込み入った交差点でさまざまな状況に注意しながら運転していると、ふいに飛び出してきた人を見逃しやすくなってしまうことがあります。

「**緊張している場面**」**や**「**込み入った場面**」になると、有効視野は狭くなります。できるだけストレスをかけないようにしたいものです。

有効視野が狭まる大きな原因の2つ目は「**脳に情報を送りすぎること**」です。

目や耳に入ってくる情報が増えすぎると、有効視野は狭まりがちです。

たとえば、車を運転する人（ドライバー）に周りの人が話しかけたり、質問を投げかけたりすると、そこに意識がとられて、有効視野が狭くなってしまいます。

特に気をつけたいのは、ドライバーに画像を想起させることです。

画像を頭で思い浮かべる営みは、脳に大きな負荷を与えます（より多くの「メモリ」を使ってしまう」イメージです）。

この2つの原因に気をつけて「視野を広げること」を日常的に意識しましょう。

私たちは普段、意識を一点に集中させることが多いです。デジタルデバイスの隆盛により、その傾向は一層強くなっています。

ですから、運転時に求められるような「分散的に意識を向ける力」を意図的に磨きたいものです。**「中央と周辺の両方に、分散的に意識を配置すること」**を暮らしの中で心がけていきましょう。

高齢者256人を対象としたアメリカの研究では、有効視野を広げる訓練をした人は、そうでない人に比べ、前頭葉、側頭葉、頭頂葉、後頭葉など広い範囲で脳が活性化していることがわかりました。

要は、有効視野を広げるトレーニングで、脳全体が活性化してくれるのです。

視野が狭いと、頑固になる？

「視野が物理的に広い人は、多様な意見を受け入れやすい（＝心も広い）」という事実が、ある研究によってわかっています。

自分の考えとは相容れない意見も、「そういう意見もあるんだね」と受け入れやすいのだそうです。

反対に**「視野が物理的に狭い人は、心まで狭くなりがち」**とされています。

「自分の考え以外は、受け入れるのが難しい」のだそうです。

その理由は「自分の意見にエネルギーを集中させてしまい、他人の意見を取り入れることにエネルギーを配分しにくいから」といわれています。

自分の意見に固執することに脳のリソースを１００％集中させてしまい、「他人の意見に20％同意、自分の意見に80％同意、などという**分配**が、なかなかできない」というわけです。

要は、物理的に視界の真ん中ばかりを視ていると「集中はできるが、考え方は狭くなる」のです。

表現を変えると「人の意見や多様な意見を取り入れにくくなる」ともいえます。

思考を柔軟にして成長していくためにも、視野を広げることは大事です。

もちろん「集中」することや「過集中」が一概に悪いわけではありません。

仕事の内容によっては「集中なしには達成できないこと」もあるでしょう。

ただ、現代の生活においてはほとんどの人が、視野狭窄に陥りがちです。

「ほどよく分散してあげること」も忘れずにいきましょう。

また、コミュニケーションにおいても**「広い視野で捉える」「広い視野で話す」**姿勢は、大事です。

年齢やキャリアを重ねると、「頑固」と敬遠されることもあるかもしれません。

そうならないために、ときどき振り返ってみてはどうでしょうか。

頭がよくなる大人の趣味

「視ること」で頭までよくする〝趣味〟についてお話ししておきます。

「仕事が忙しい」という人も気分転換として、ぜひとも楽しんでください。

選び方の基準はまず**「手元で目のピント調節をせずに済むこと」**です。

また**「遠くを視る瞬間が多いもの」「目を動かす機会が多いもの」**を推奨します。

有効視野を広げるつもりで考えてみてください。

たとえばテニス、ゴルフ、ランニング、ウォーキング……。ボールを追う運動や、自然の中を移動する運動がよいでしょう。
※ランニングやウォーキングをする際は、ジムのマシンの上ではなく、外で行うことをおすすめします。

また、「脳知覚トレーニング」以外の視野に関わる方法についてもお話ししておきます。

新聞があれば、いつでもどこでも手軽に実践できるトレーニングです。

「認知症が心配だけれども面倒なことはしたくない」という人、「人の名前が出にくくなった」「運転に自信がなくなってきた」という人にもおすすめです。

【視野を広げるトレーニング】

①紙面の中心を両目で視て、そこに書かれている文字を読む
②そのまま目を動かさず「視点の中心」から少し離れたところにある文字を読む
③視点は動かさず、視野の範囲を広げて、「文字が読めなくなるところ」を探す
④「文字が読めなくなるところ」と「ギリギリ読めるところ」の境にある文字を読む努力をする（実際に読めなくても大丈夫です）

私たちの脳は、常に多くの情報を処理しています。

その情報の多くは目から入ってきています。ですから有効視野が広い人と狭い人では同じ経験や物事から得られる情報に大きな差があります。

そして、**有効視野は加齢により徐々に狭くなります。**

若い人と同じものを視ていても、そこから得ている情報量は極端に減ります。

また、有効視野が広くなるとまっすぐ前を視ながら周辺に意識を向ける**「分散的」な脳の使い方**も鍛えられます。単に大量の情報を得られるようになるだけではなく、脳を効率的に使う力も身につきます。

最後に、有効視野を鍛えて得られる10のメリットを挙げておきます。

①注意力の向上
②記憶力の向上
③集中力の高まり
④判断力の高まり
⑤思考力のアップ
⑥反射神経の高まり
⑦交通事故の防止
⑧認知症予防
⑨健康寿命の延長
⑩コミュニケーション能力の向上

第4章

視る投資
日常生活編
（食事・運動）

目の遠近トレーニング
～目をよくするアイトレ習慣～

同じところを視続けていると、眼精疲労や視力低下の原因になります。

「近く」と「遠く」を交互に視る**アイトレーニング**を習慣化してみましょう。

「同じところをずっと視続ける状態」より「時折、ピント調節をする状態」のほうが目にとっては自然なのです。目のピント調節をするのは**毛様体筋**という筋肉です。毛様体筋は、遠くを視るときはゆるみ、近くを視るときは収縮します。次のトレーニングで毛様体筋の緊張がほぐせます。

【目の遠近トレーニング】

①顔から**約30㎝先**（手元）を**10秒**視る

②**6m以上先**を**10秒**視る　※①と②を交互にそれぞれ**10回**繰り返す

（6m以上先が難しければ近いところでもかまいません。**2m以上先**なら理想的です）

イラストでは、わかりやすいように「近いところ＝本」「遠いところ＝額入りの絵」が描かれています。しかし視る先には対象物がなくてもかまいません。

手元を視るとき、何もないとやりづらいなら、指を目の先に立ててみてください。

よく訊かれるのが「目の遠近トレーニングか、ただ目をつぶるか、どちらが目にとっていいですか？」というご質問です。

もし「近見作業の後」なら、この目の遠近トレーニングがよいでしょう。

「近見作業ではないけれど目をよく使った後」なら目を閉じて休むのがよいでしょう。

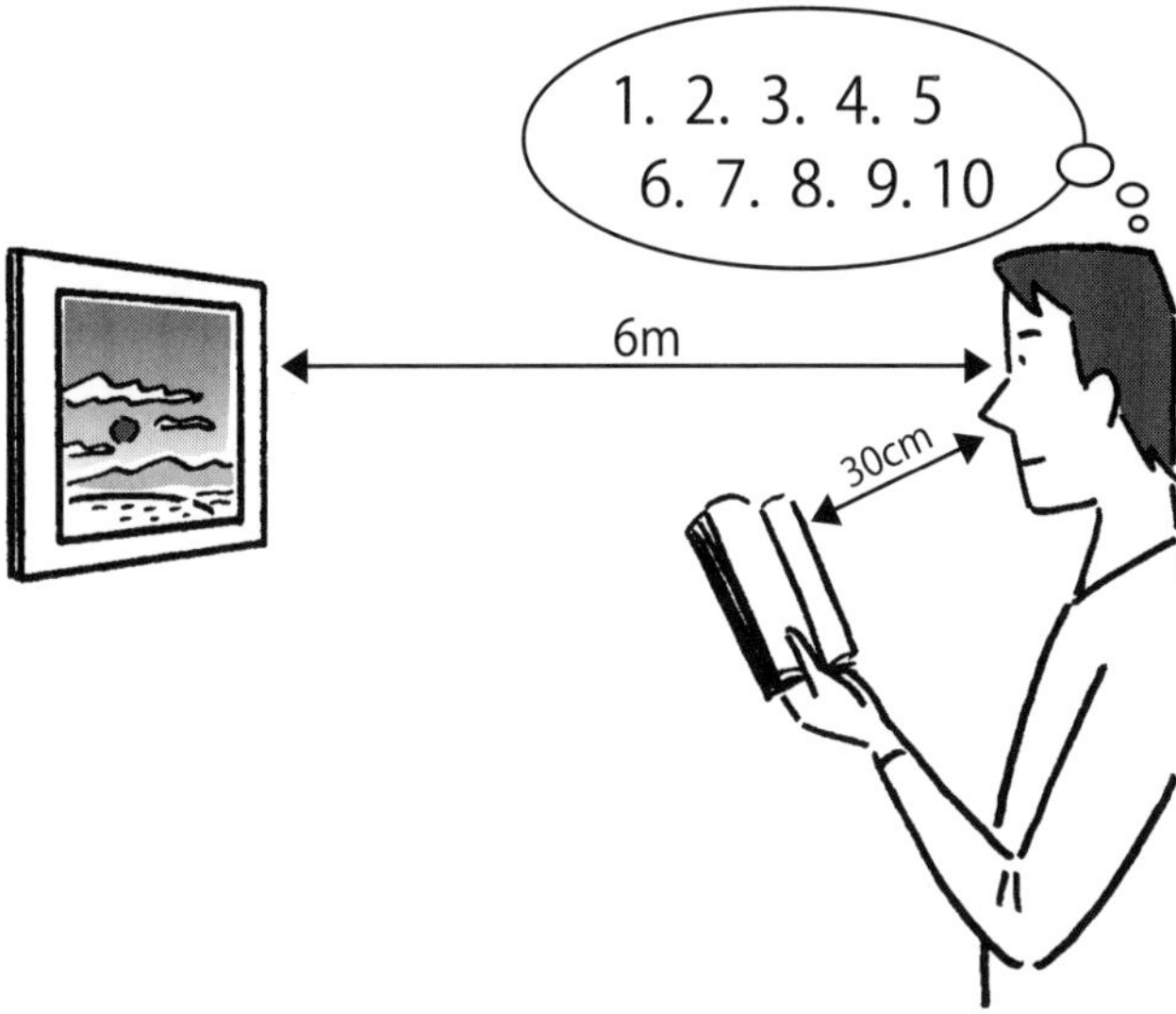

ノートパソコンよりデスクトップ
～目を悪くさせないテレワーク習慣～

テレワーク下での各種デジタルデバイスとのつきあい方をご紹介します。

長時間の作業の場合、大原則として「**より大きな画面**」のものを選びましょう。

そしてデスク環境を整えること。たとえば「ソファに寝転んで、スマホで長時間の返信作業」は、脳と目、そして全身のパフォーマンスを結果的に低下させます。

①**デスクトップ型のパソコン**を使うとき。
画面の角度は目線から**約15度**下げましょう（水平から15度下がったところが画面の上端になるよう設定します）。目を開く面積が狭くなるため、目の乾燥を防げます。
目は、画面から**40～70㎝**離すのが正解。距離が近いと目の負担が増えます。

タブレットを使うとき。
目を画面から**40㎝以上**離しましょう。顔よりも下に配置して、顔全体を下げるのではなく、目を薄く開けて視下ろします。目を開きすぎると、まぶたも目も疲れます。
②**スマホ**を使うときの姿勢も同様です。目と画面の距離は**30㎝以上**離しましょう。
③そしてテレワークでも**休憩は必須**。**2m以上**遠くを視るようにしましょう。「3時間に30分の休憩を1回とる」より「**1時間に10分の休憩を1回とる**」ほうが理想です。

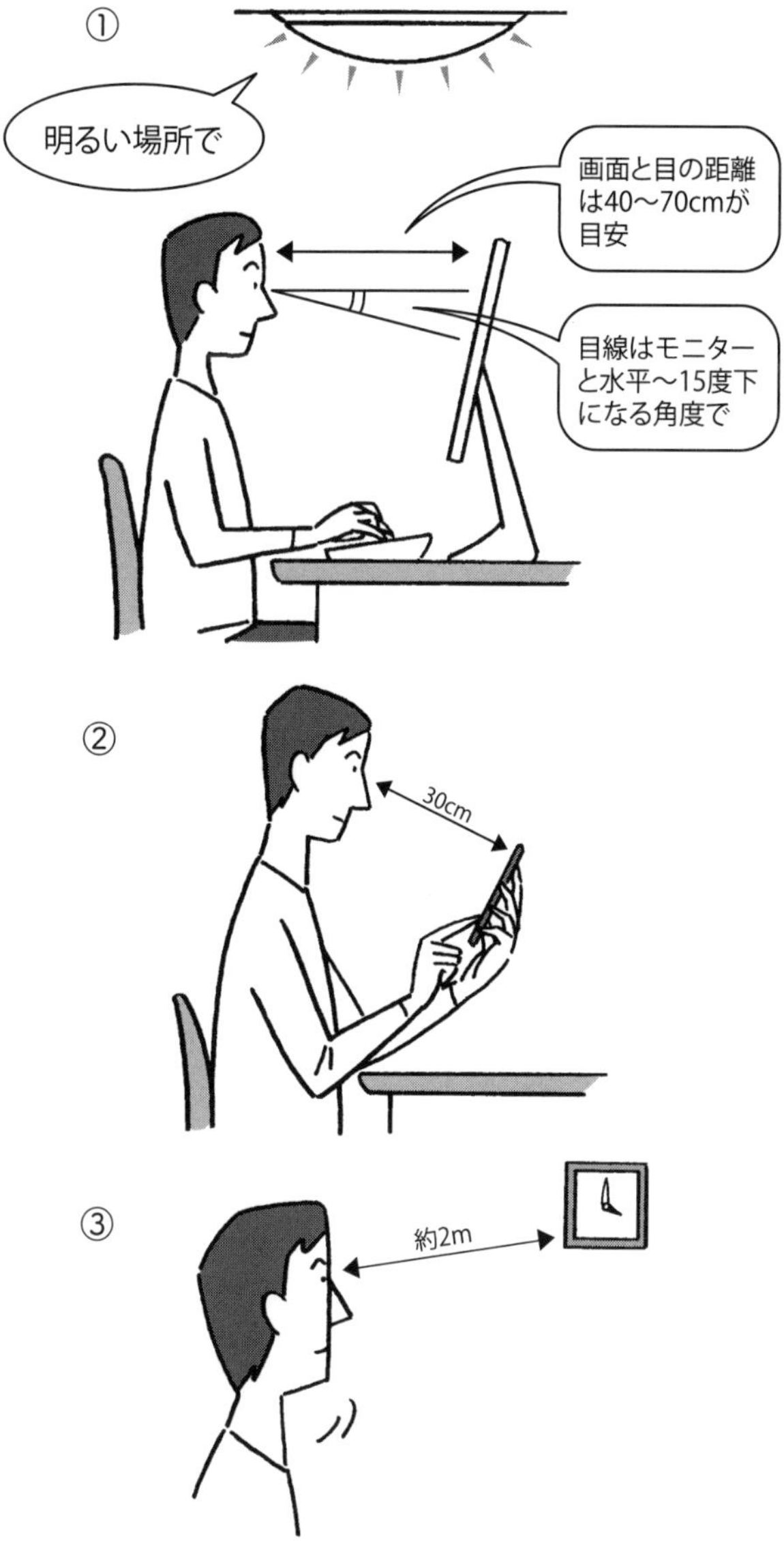
①
明るい場所で
画面と目の距離は40〜70cmが目安
目線はモニターと水平〜15度下になる角度で
②
30cm
③
約2m

マインドフルネスで視る力を回復させる
～目をよくする呼吸習慣～

「マインドフルネス」とは「今、ここにある状態に満足する」という瞑想の一種です。

１９７０年代後半からアメリカの医療分野で用いられ始め、その後、多くの医学的研究が行われてきました。

Googleが社員研修に取り入れたことで有名ですが、ＬＩＮＥヤフー、メルカリ、大和証券グループといった多くの大手企業でも導入されています。

実際、**「生産性の向上」「感情の制御能力の向上」「エンゲージメントの向上」**などの効果が、研究によって裏付けされています。

おすすめしたいマインドフルネスのやり方は、呼吸法を加味したものです。

正しい呼吸によってドライアイを遠ざけたり、「視え方」を回復させられます。

その理由は**自律神経**にあります。自律神経は自分の意志で動かすことはできません。

しかし、呼吸によって自律神経をある程度支配できます。

自律神経は**交感神経**と**副交感神経**という2つの神経から成り立っています。

交感神経が優位なときは「活動的」「緊張ぎみ」「頑張りモード」「ストレスを感じる」といった状態です。

一方、副交感神経が優位なときは「リラックス」「休息モード」といった状態に導かれやすくなります。

日々の生活の中では、誰もが無意識的な呼吸になりやすく、浅く短い呼吸をしてしまいがちです。するとどうしても交感神経が優位になり、自律神経自体のバランスが崩れ、免疫力の低下などが引き起こされます。

正しい深呼吸で、**副交感神経が優位のリラックスした状態**に心身を導きましょう。

それは、目にもよい影響を与えてくれます。

副交感神経が優位になると涙が分泌されやすくなり、ドライアイなどの問題を遠ざけるのに理想的な状態になります。

また、目が**適度な潤い**を取り戻すことで、下降ぎみの「視る力」も回復します。

【マインドフルネス腹式呼吸の行い方】

①雑音が入らないリラックスできる空間に身を置く

②「今、ここにいる自分にただ向き合うイメージ」で、意識を集中させる

③1分間、腹式呼吸を続ける。ゆっくり大きく鼻から息を吸って、吐くことを繰り返す（鼻づまりがある人は、口を使ってください）

治療薬や、眼精疲労・ドライアイ対策として点眼をしたい人は、このマインドフルネスを行う直前に差すのもよいでしょう。

「目薬を差した後は、30秒ほど目を閉じること」とあとでお伝えしていますが（156ページ）、その時間を有効活用すればよいのです。

また、マインドフルネスには**眼圧を平均4㎜Hg程度下げる効果がある**とされます。通常、目薬1本で眼圧は2～4㎜Hg下げる効果があるといわれているので、**マインドフルネスには目薬1本程度の治療効果が期待できる**といえます。

ただし通常治療が基本で、マインドフルネスはあくまで「効けばいいいな」というサポートです。目薬を差すのはやめないでくださいね。

週3回、1回30分以上の有酸素運動が理想的
～目をよくする運動習慣～

目の疲れを回復させ、目の衰えを遠ざけるためには、有酸素運動がおすすめです。始めやすい有酸素運動の代表格といえばやはり、ランニングやウォーキング（122ページ）でしょう。

あまり激しくない程度で週に最低1回、できれば3回。1回あたり約30分を目安に習慣化してみてください。

有酸素運動によって血流がよくなると、**視神経へのダメージを防ぐことができる**と考えられています。

また、「**ウォーキングやランニングで眼圧が2～4㎜Hg程度下がる**」という研究結果や「**運動習慣がある人は緑内障が進行しにくい**」といった研究結果も報告されています。

つまり有酸素運動も、目への堅実な投資の一つなのです。

この話をすると「筋トレは無酸素運動だから、目のためにはならないのでしょうか?」とよく訊かれます。

筋トレが目のためにならないわけではありません。

ただ**ハードな筋トレの場合、眼圧が上がってしまう**リスクがあります。

特に**息を止めた状態で行う筋トレは危険**で、眼圧が40㎜Hg以上になるというデータがあります。激しくないメニューにとどめておきましょう。

自分の体重を使って行う腹筋運動、腕立て伏せ、スクワットなどは「1セット10回×3セット」くらいなら、普通に行ってもよいでしょう。

「鍛えることが好きで、頑張りすぎてしまう人」は注意が必要です。

もちろん、有酸素運動についても頑張りすぎはよくありません。極端な話「毎日10㎞のランニング」が健康にいいのかというと、必ずしもそうではないでしょう。

運動で得られる健康のメリットは、あるところまでは上がり続けますが、最適量を超えたあたりから効果は減っていきます。そして**酸化ダメージ**や**ストレスホルモン**などの影響で体が老化を始めることがわかっています。

ですから「1回30分の運動を週に3回」がちょうどよいのです。

外食メニューも「タンパク質」「緑黄色野菜」「低GI食」を中心に
～目をよくする食習慣①～

日々の食事が体や目の健康状態を左右します。

どのような食事がよいのか、ここでは次の3つのポイントに絞って提案します。

1つ目のポイントは「**タンパク質**」、**主に肉や魚をよくとること**です。

緑内障は視神経がダメージを受けることで発症します。**タンパク質が不足すると、体をつくる基本構造がもろくなるため視神経が痛みやすくなる**と推測できます。

逆にいうと、タンパク質を十分とることで緑内障の進行抑制効果が期待できます。

2つ目のポイントは「**緑黄色野菜**」**をよくとること**です。

緑黄色野菜に含まれる「ルテイン」（137ページ）には強い抗酸化作用があります。

また光の刺激から目を保護してくれます。

３つ目のポイントは**「低GI食」を選ぶこと**です。「GI」とは、Glycemic Index（グリセミック・インデックス）の略。食後血糖値の上昇度を示す言葉です。食品毎にGI値が設けられていて、GI値が低いほど血糖値の上昇が穏やかです。「GI値の低い食事は加齢黄斑変性を7・8％予防する」と報告されています。反対に、GI値が高い食品ほど血糖値は急上昇します。血糖値の急上昇は炎症を招き、血管に障害を起こし、**心筋梗塞**や**脳梗塞**、**緑内障**などの眼病を招きかねません。ですから低GIの食品を選ぶことが重要です。

たとえば米を食べるとき。精米された白米だけを炊くより、**玄米やもち麦、雑穀米などをミックスする**ほうがGI値は低くなります。

そばを買うとき。そば粉と小麦粉の割合を確認してみてください。**そば粉の割合が高い**ほうが、GI値は低くなります。

真っ白な食パンか黒っぽい全粒粉パンか迷ったとき。**精製度の低い全粒粉パン**のほうが、GI値は低くなります。

ただ、運動の前後はGI値を気にしすぎなくて大丈夫。運動後、血糖値は下がります。楽しみながら、低GI食を探してみてください（「低GI食」などでネット検索を）。

目にスペシャルな4つの栄養素とは
～目をよくする食習慣②～

前の食事の話をより掘り下げて「栄養素」についてお話しします。

目の細胞は新陳代謝をしながら、日々少しずつ入れ替わっています。

悪いものを食べれば不備が出ます。反対によいものを食べればよい影響を受けます。

ですから、次の4つの「目にスペシャルな栄養素」を積極的に摂取してください。

毎回の食事がすべて完璧でなくても、1日1回、「目にスペシャルな栄養素」を意識するところから始めていきませんか。

①「ルテイン」
網膜の中心部「黄斑部」に存在する「カロテノイド」という色素の一種です。

目に優先的に届きます。紫外線を吸収して、病気や老化のもとになる活性酸素を除去してくれます。白内障の予防、加齢黄斑変性の予防・改善に最適です。

【豊富な食材】ホウレンソウ（特に多く、1日2株で十分）、小松菜、にんじん、ブロッコリー、ニラ、ケールなどの緑黄色野菜／卵／枝豆やゴーヤ、トウモロコシなどの夏の食材

②「アスタキサンチン」

ルテインと同じく「カロテノイド」という色素の一種です。
強い抗酸化力があるうえに血流を改善し、病気に対する免疫力も高めてくれます。眼精疲労や、目の病気全般の予防・改善に最適です。目の老化予防にも。

【豊富な食材】アジ、サバ、マグロ、ブリ、サンマなどの青魚／エビ、カニ、イクラ、赤のりなどの赤い海産物など

③「DHA・EPA」

網膜や脳の組織を構成する「不飽和脂肪酸」という脂の成分です。
涙に油分を与えて涙の質をよくしてくれます。抗炎症作用も期待できます。
ドライアイ、充血、目の腫れなどの予防・改善に最適です。

【豊富な食材】アジ、イワシ、サバ、マグロ、ブリ、サンマなどの青魚、メバルなど

④「β-カロテン」

これも「カロテノイド」という色素の一種です。

強い抗酸化作用があり活性酸素を除去してくれます。

体内でビタミンA（目の機能や粘膜の健康を保つ）に変わります。

目の不調全般の予防・改善に最適です。

【豊富な食材】ホウレンソウ、春菊、ニラ、わけぎ、いんげん、オクラ、青じそ、しとう、モロヘイヤ、にんじん、カボチャ、トマトなどの緑黄色野菜全般

また、食材には旬があります。次の例のように、旬の野菜を組み合わせた献立から「目にスペシャルな栄養素」をとれると理想的です。

■春

メバル（DHA・EPA）
ニラ（ルテイン）
わけぎ（β-カロテン）

■夏

イワシ（DHA・EPA）

トウモロコシ（ルテイン）

ゴーヤ（ルテイン）

■秋

サケ（アスタキサンチン）

カボチャ（β-カロテン）

にんじん（β-カロテン）

■冬

サバ（DHA・EPA）

ホウレンソウ（ルテイン）

ブロッコリー（ルテイン）

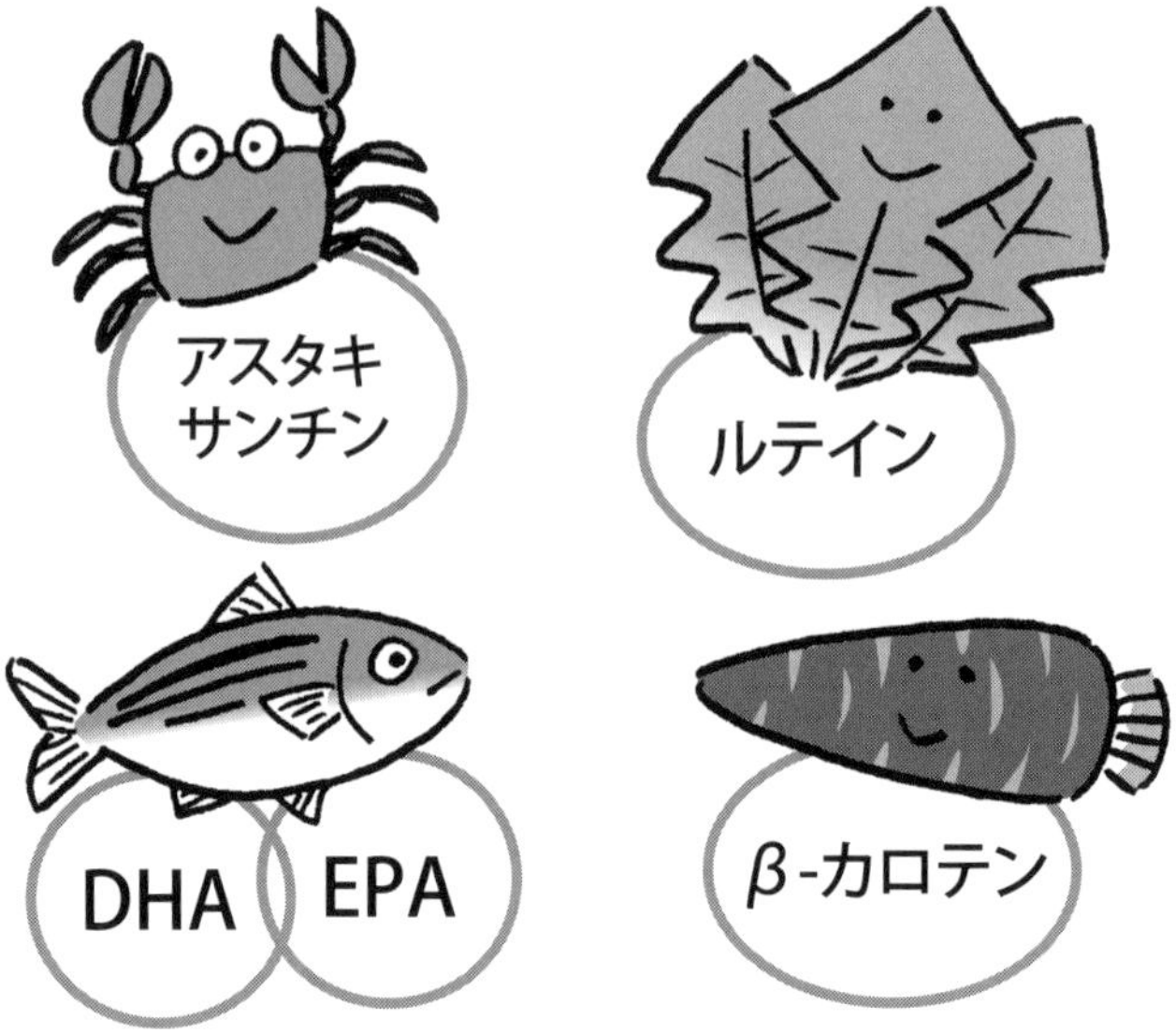
ルテイン
アスタキサンチン
β-カロテン
DHA
EPA

サプリをとるなら、この4つ
〜食のサポート習慣〜

ブルーベリーのサプリメント（サプリ）がよく出回っています。

ですが、目への健康効果はあまりないのが事実です。

「ブルーベリーに含まれるアントシアニンが目にいい」とされていますが、目に特異的に効くものではありません。

国立健康・栄養研究所のホームページにも「ブルーベリーは視力回復によい、動脈硬化や老化を防ぐ、炎症を抑える、などと言われているが、**ヒトでの有効性・安全性については信頼できるデータが十分ではない**」という趣旨のことが記されています。

では、サプリをとりたい場合、何を選べばよいのでしょうか。

食事からの栄養摂取が大前提ですが、４種類に絞ってみました。その結果は前述の「目にスペシャルな４つの栄養素とは」（１３７ページ）とかなり重複しています。

一言でいうと「**①ルテイン、②マルチビタミンで十分。ほかに③DHA・EPAや④アスタキサンチンも悪くはない**」という感じです。

①ルテインは「天然のサングラス」とも称されますが、加齢によって減少します。「ケール、モロヘイヤ、ヨモギに多い」というデータもありますが、毎日多量にはとりにくいもの。ですからサプリの力を借りてもよいでしょう。

②「マルチビタミン」は1つの錠剤にビタミン類を総合的に配合したものです。特に注目したい栄養素は「**ビタミンA**」「**ビタミンC**」「**ビタミンE**」(「ビタミンエース」と総称)です。「どの栄養素が足りないか」については個人差があるので、複数がミックスされた錠剤をとっておけばよいという考え方です。

③DHA・EPAに含まれる脂は、ドライアイを遠ざけてくれます。

④アスタキサンチンは眼精疲労や目の老化、眼病全般の予防・改善に最適です。

とはいえ、あくまで食生活が第一です。

デスクでの「突っ伏し寝」は眼圧を上げる
～避けたい悪習慣①～

緑内障とは「眼圧」が高くなることで視神経が圧迫され、視野が狭くなったり、部分的に視えなくなったりする病気です。

罹患率は40歳以上で5％、60歳以上では10％以上。また近年は若年層の患者さんも増えていますから、どんな人でも緑内障については対策をしていただきたいのです。

そもそも、多くの人にとって「眼圧」とは耳慣れない言葉かもしれません。

少しご説明しておくと、日常生活の中でも眼圧は上下しています。

何らかのきっかけで**眼圧が高い状態が長く続いてしまうと、緑内障のリスク要因**となります。また緑内障以外の目の疾患にもつながりかねません。

「眼圧を下げる」意識、少なくとも**「眼圧を上げない」意識**はとても重要です。

私も日常の些細なことに気をつけています。

おかげさまで、今のところ私自身に大きな異常はありません。ただ緑内障は**遺伝要因**が指摘されているため警戒しています。

私の両親は10年以上前から緑内障です。

「自分の親の緑内障発症を防ぎきれなかった」という忸怩たる思いもあり、その予防の啓発に努めています。

またそれがきっかけで自分自身の健康にも一段と気をつけるようになりました。

私が特に気をつけているのは、バランスのよい食事と適度な睡眠です。

そんな〝王道〟ともいえる健康対策に加え、緑内障予防の観点から特に留意しているマイルールがあります。ここではそのいくつかをご紹介しておきます。

①「大量のがぶ飲み」

これはあくまで私1人の実験結果なのですが……。手元で眼圧を測定しながら検証したところ「がぶ飲み」が眼圧を上げることがわかりました。

500㎖を一気飲みした直後、眼圧が**6～7㎜Hg**ほど上昇したのです。

200㎖を一気飲みした直後はそこまで急上昇しなかったので「大量のがぶ飲み」は控えています。水分は、少量をこまめにとるようにしています。

②デスクでの「突っ伏し寝」

職場のデスクで、休憩時間などに「突っ伏し寝」をしている人はいませんか？

「迷惑はかけていないから、いいだろう」「体力が回復するからいいだろう」……。いろんな言い分があると思います。ただ**「突っ伏し寝」が眼圧を上げる**ことは覚えておいてください。

「下向きに寝ること」「腕や枕に目を押し当てること」がよくないのです。

実際「突っ伏し寝で眼圧が**4～8㎜Hg**上がる」という報告があります。

（眼圧の基準値は「10～20㎜Hg」。それより上の値は要注意とされます。正常値内の人でも、眼圧がたとえば4㎜Hg上がると「高め」の範囲になりかねません）

③水泳のゴーグルを強く締めること

ゴーグルの着用時、強く締めると、眼圧が「4～5㎜Hg」程度上がることが明らかになっています。できるだけ大きめで圧力がかからないゴーグルを選んでくださいね。

④頭を下向きにする姿勢

逆立ちやヨガなどでは、長時間同じポーズをとることがあります。「頭を下向きにする姿勢」は眼圧を上げるので、避けるのがベターです。

「飛行機に乗って、気圧の変化を受けるのは大丈夫？」とよく訊かれます。飛行機に乗ったときの気圧の変化は、緑内障には影響しないので安心してください。

踏み込んでいうと、近視の人ほど視神経にダメージが生じやすく、緑内障リスクは上がります。ですから近視対策は大事です。

私自身も週に1〜2回は「ガボール・アイ」（176〜184ページ）を実践しています。遠くが視やすくなったり、細かいものが判別しやすくなるなどの効果を実感しています。

このようにさまざまな眼圧対策のワザをミックスさせることも、目への投資です。

「充血をとる薬」は使わない
～避けたい悪習慣②～

目の充血に気づいても、市販の充血止めの目薬は使わないのが正解です。

充血は止まるかもしれませんが、あとから、むしろひどくなることがあります。

充血には病気などの原因があります。それを解決せず、応急処置的に充血をとるだけだと、おおもとの病気は悪化するばかりです。

眼科を受診して、おおもとの病気から治しましょう。

よくある原因としては、**ドライアイ**が考えられます。

ドライアイになると、涙が不足して目に傷がつきます。涙が多ければ、涙で傷が覆われるため自然に治りますが、それもできません。目はなんとか傷を治そうとします。

結果、白目から黒目に向かう血管の血流を増やし、傷を治すための栄養を流します。

そのため、**血管に流れる血液の量が多くなって充血する**わけです。

このように症状の原因を根本から治す癖をつけることも、目への大きな投資です。

目のシミ、しわを防ぐためにもサングラスは必須
〜すぐできる目の防御習慣〜

欧米の人たちは、日本人よりもサングラスの使用率が高いです。

その理由の一つは、目の**虹彩**（眼球の色がついている部分）の色の違いにあります。日本人の多くは茶色い虹彩なので光をまぶしく感じにくいのですが、青や緑の虹彩の人は光をまぶしく感じやすいのです。

また、サングラスは失礼と考えて、敬遠する人が多いという国民性もあるでしょう。

では紫外線の多い季節にサングラスをしないのは眼科的にはどうかというと、決してよいこととはいえません。

皮膚が紫外線を浴びると**シミ**や**しわ**が増え、長期的には**皮膚がん**などのリスクも上がります。それは目にとっても同様です。

目にもシミやしわができるし、病気も生じます。目にとっても紫外線は大敵です。

目に起きるしわは**「結膜弛緩」**といわれます。

白目には「強膜」という硬い組織の上に「結膜」という柔らかい組織があります。この結膜がたるむ病気が「結膜弛緩」です。

結膜弛緩が起きると、目にゴロゴロとした異物感を感じます。また、涙がたまるべきところにしわができるため、その分、涙があふれてしまいます。


目のシミは**「結膜」の変色**です。

赤ちゃんの頃の白目は白から青っぽい透明度の高い色をしていますが、年を重ねるにつれ黄色から茶色っぽくなり、シミが目立つようになります。

鏡で白目をよく視ると「ここにシミがあった」と気づく人もいるでしょう。


紫外線が目に起こす病気としては**「角膜炎」**があります。

代表的なのは通称「雪目」です。雪目とは、スキーやスノーボードなどのウインタースポーツの際にゴーグルを使用しないことで角膜に多くの傷がつく症状です。

激しい痛みに襲われ、涙がぼろぼろと出て視力も落ちます。

もちろん日常で浴びる紫外線も、目に傷をつけ、痛みや充血、違和感を招きます。

長期的には**白内障**も引き起こします。

白内障とは目のレンズ「水晶体」が白く濁る病気です（23ページ）。

白内障の発症には紫外線の曝露量（紫外線にさらされた量）が大きく関係します。

ある研究は、北欧のアイスランド人と赤道に近いタンザニアの人を比較して、タンザニアの人のほうが白内障になりやすいと報告しています。

これは、赤道に近い場所に住んでいる人のほうが紫外線の曝露量が多いためです。

ほかには**「翼状片《よくじょうへん》」**にもなりやすくなります。

翼状片とは、白目（結膜）が黒目（角膜）のほうに入り込む病気です。

最初は白目が少し黒目を侵食するため、視え方に多少の違和感がある程度ですが、ひどくなると黒目が半分ほど覆われ、視力が低下します。

私はこれまで日本のさまざまな地域で勤務してきましたが、東北で働いていたときと比べ、九州で働いていたときのほうが翼状片の患者さんが多くいらっしゃいました。

白内障と翼状片はいずれも、手術で改善できます。

しかし、紫外線さえ避けていれば手術はしなくて済むかもしれません。

では、どのようなサングラスを選べばよいのでしょうか。

紫外線カット率が高く、レンズが目を十分に覆ってくれるものを選びましょう。

ファッション性重視で小さなものを選ぶと、スキマから紫外線が入ってしまいます。

「サングラスをかけるのは気がひける人」は、どうすればよいのでしょうか。

前述したように、紫外線のカット率とレンズ自体の色には相関関係がありません（94ページ）。ですから「サングラスをかけるのは気がひける人」は、色のついていないメガネで紫外線カット機能が入っているものを使えばよいのです。

紫外線カット率70％のサングラスと紫外線カット率99％の普通のメガネなら、**紫外線カット率99％の普通のメガネのほうが目にとってはよい**ことになります。

ちなみにコンタクトレンズにも紫外線カット機能がついているものもあるため、そういうものを使うとよいでしょう。

「**目に紫外線を浴びると脳が疲労する**」「**目に入った紫外線の情報が体を伝わり、肌にシミをつくる**」という説もあります。どちらも動物実験レベルの説ですが、紫外線を目に入れないほうがよいのは確かです。

コンタクトレンズの装用時間は短いほどいい

～目を悪くさせないコンタクトレンズ習慣～

「角膜内皮細胞」の話（98ページ）でもお伝えしたように、ドライアイを防ぐ観点からも、コンタクトレンズはできれば使わないのが大前提です。

使用する場合は、短時間の装用が理想的です。

仕事（外出）が終わって帰宅をしたら、**すぐに外す**のがベストです。

注意してほしいのはレンズのケースの〝汚れ〟です。

〝汚れ〟とは「**視えないけれど菌が繁殖している**」という意味の〝汚れ〟です。

コンタクトレンズ使用者が感染症を起こす場合、たいていこれが原因です。

ですからケースは１～２ヵ月で新品に交換するのがベストです。

目の乾きにも留意をしてください。

コンタクトレンズをしていると、どうしても目が乾きます。

それを自覚できずに乾きがひどくなると、ドライアイの症状が出始めます。

なぜ、目の乾きに早くに気づけないのかというと、**コンタクト装用時は乾きを感じないように、目ができている**からです。

それは傷口に絆創膏をしている状態に、ある意味似ています。

「傷口に蓋をしていると乾燥を感じないけれど、外すと感じる」わけです。

「外すと不快だから、コンタクトレンズをずっとつけよう」となると、乾きは余計にひどくなります。ですから、コンタクトレンズは「つけない時間」を極力長くして、乾燥させないことが重要です。


そもそも製品選びの段階から気をつけてください。

選ぶ基準はいろいろありますが、重視すべきは**素材**です。

酸素透過率も大事な指標ですが、同じ素材であれば大差はありません。

それより素材の違いのほうが、性能の違いに大きく影響します。

最も推奨できる素材は**シリコーンハイドロゲル**です。ほかの素材より割高に感じるかもしれませんが、これも「目への投資」と捉えて検討してみてください。

視力防衛型の花粉症対策を

～花粉の時期を乗り切る習慣～

花粉症とは、花粉という「本来問題ないもの」に体が異常に反応する病気です。体の**免疫反応**（ウイルスや細菌などを排除する機能）が暴走し、過剰に反応して、本来なら攻撃すべきではないところを攻撃してしまう状態です。

その結果、**鼻水やくしゃみ、目のかゆみ**などが出てしまうわけです。

ここでは特に、花粉症由来の目のかゆみについてお伝えしていきます。

「花粉症かな」と思ったら、まずは受診をおすすめします。

市販の薬もあるのになぜかというと、「花粉症ではない可能性」もあるからです。

花粉症だと思っていたら、実は感染性の結膜炎だった例も珍しくありません。

また、かゆいと目を掻いてしまうため、早期治療が理想的です。

目を掻くことは想像以上に眼球を傷つける行為だからです。

ＭＲＩで調べると、掻くだけで「**眼球がたわむ（歪む）**」ことがわかります。

眼球をパンチするのに近いダメージを与えているのです。

しかし眼球とは水風船に近く、刺激に非常に弱いものです。

だから、目薬などによる早期治療が理想的です。


大事なのは目薬の〝差し方〟です。

多くの日本人は、目薬の差し方を正式に習ったことがありません。

そのため間違った目薬の差し方をして、効果を下げている人が多いのです。

代表的な間違いは、目薬を差した後、目をパチパチすることです。

それは目にとって逆効果になってしまいます。

人間はまばたきをすると、涙が分泌されるようにできています。

涙が分泌され、その涙は目の表面を覆い、そして鼻から口へと流れてしまいます。

よくある「目薬を差した後に苦い味がした」というのは目薬が鼻を通って、口に向かったということです。

まばたきをしっかりすると、この「鼻から口へ」の流れを促します。

結果、目薬の濃度が薄まってしまいます。

なのでまばたきはせず、目を閉じて**30秒**ほど休んでいただくのがよいのです。

そのとき、**目頭を押さえられるとベスト**です。

せっかくの目薬が、目頭にある穴から鼻や口に流れるのを防ぐためです。

山形県米沢市の研究では、**目薬の差し方の個別指導をしたことで、薬の効果が数倍になった**という報告もあります。


点眼の直後に、ティッシュで目頭や目尻を拭く行為も避けましょう。

目薬があふれ出るのを防ぐためだと思いますが、目頭や目尻にティッシュを置くと、目に入った目薬ごと吸収してしまいます。

ティッシュなどで拭く場合は、目からあふれ出たものを拭くようにしましょう。

(※ここで述べた目薬の差し方は、あらゆる目薬について当てはまります)

また**「ステロイド薬の目薬」**は短期の使用をおすすめします(96ページ)。


ほかにも、花粉シーズンを乗り切るための小ワザはいくつかあります。

それらを複合的に組み合わせて、目を守っていきましょう。

①シーズン前から眼科を受診する

目薬は、花粉の飛散前から差すほうが高い効果が得られます。

毎年花粉症に悩まされている人は、早めの受診・点眼をおすすめします。

②だてメガネ

日常生活では、**だてメガネ**でもいいのでメガネをかけるのもよい対策になります。目を掻きづらくするメリットもあります。

③点眼薬で目を洗う

「点眼型洗眼薬」（ウェルウォッシュアイ®など）で目を洗うのも有効です。

これは「カップに洗浄液を入れて、目を洗うスタイル」ではなく「洗浄液を目からあふれるほど点眼して、目を洗い流すスタイル」です。洗浄液を入れるカップが汚くなりがちなので、「点眼して洗い流す」ほうが清潔だという考え方です。

積極的に目を洗う必要は、本来ありません。

しかし、花粉シーズンに「物理的に花粉を目から洗い流すこと」には意味があります。

④目の疲労をとるツボ押し

デジタルデバイスの使用による目の疲労も、花粉症に影響を及ぼします。

目の疲労は**自律神経を乱す**ため、体が過敏反応を起こしやすくなるのです。

「目の疲労をとるツボ押し」（168ページ）で、目の疲労をとってあげましょう。

⑤お酒は控える

花粉症とは体内で**炎症**が起こっている状態ですから、お酒を飲むとひどくなります。

⑥舌下免疫療法

新しい治療法として、スギ花粉症に対する舌下免疫療法があります。

スギ花粉やダニから抽出したアレルゲンエキスを、舌下（舌の裏）に毎日投薬し続けることで、免疫力を高める治療法です。自宅で手軽にひとりで投薬できます。

この治療は、スギ花粉の場合はスギ花粉の飛散がない時期（6月以降）に始めます。

導入当初は1〜2週間毎、導入後は1ヵ月に1回の通院が必要です。

自分の持っている免疫力を高める治療法なので理に適った方法ですが、1年中、**毎日投薬**する必要があります。**効きめを実感するまでに2〜3年**かかります。

第5章

目を休める投資

「緑色を視る」と目がよくなる？

この章では、科学的裏付けのある「目の休息法」をお話しします。

たとえば「緑は目にいい」といわれますが、これは誤解された〝俗説〟です。

「緑」という「色」に価値があるのではなく**「遠くを視る習慣」**に意味があります。

正しくは**「遠くを視る習慣があると近視が進行しづらい」**というニュアンスです。

では「遠く」とはどれくらいでしょうか。アメリカの眼科学会が出している指標は「６ｍ」ですが、科学的には**「２ｍ以上」**ならば遠方とみなしてよいとされます。

昔は「遠く」を視ると、自然の景色が目に入ったと思います。そこから転じて「緑は目にいい」といわれるようになったのかもしれません。

「遠くの東京タワー」も「遠方の緑の山脈」も、距離が同じならば効果は同じです。

確かにハイキングなどで遠くの山を視ると、目がスッキリした気がします。

それは色の効果ではなく「心身がリラックスしたため」といえるのです。

ブルーライトカットメガネで目は守れる?

何かと悪者にされがちな「ブルーライト」。スマホをはじめデジタルデバイスの画面から発するブルーライトをカットするメガネやスクリーンなどが、販売されています。しかしブルーライトは決して特殊な光ではありません。

太陽光や蛍光灯など、一般的な光にはすべてブルーライトが含まれています。それ自体は必要な光で、悪いものではありません。**「大量のブルーライトを長時間浴びる」または「夜間にブルーライトを浴びる」ことが問題**なのです。

ブルーライトは、私たちの暮らしに必須の光です。

ブルーライトを浴びることで、人間は1日の生活のリズムをつくることができます。

とはいえ、夜間に浴びると「睡眠ホルモン」といわれる**メラトニンの分泌が抑制**されてしまいます。睡眠の質を高めるため、就寝の30分前にはデジタルデバイスの使用を控えたいものです。

ピント合わせをあえて放棄、目をリラックスへ導く
～雲霧《うんむ》法（ぼやっとメガネ）～

5分間目を休ませることで、疲労をとり、視る力を回復させる「雲霧法」（通称「ぼやっとメガネ」）をご紹介します。

雲霧法とは、**ボヤッとした状態で視ることで、目のピントを合わせる能力を一度リセット**しようというものです。眼科の検査で、家や気球の画像を視る検査を受けたことがあるかと思います。あのとき、1回画像がボヤッと視えるのがこの雲霧法です。

雲霧法は、実は自分でもある程度行うことができます。

それは、「**老眼鏡（+1～+2度）をかけて遠くを視る**」という方法です。

メガネやコンタクトレンズを普段している人は、その上から老眼鏡をかけて遠くを視ます。すると、ピントがどこにも合わせられない状態になります。

この状態こそ、毛様体筋がピントを合わせず、**リラックス**できている状態です。

この状態を5分間続けることで、ピントを合わせる力がリセットされて視やすくなります。老眼鏡は、今では100円均一ショップでも売っています。まれに頭が痛くなったりクラクラする人がいるので、その場合は使用を控えてください。

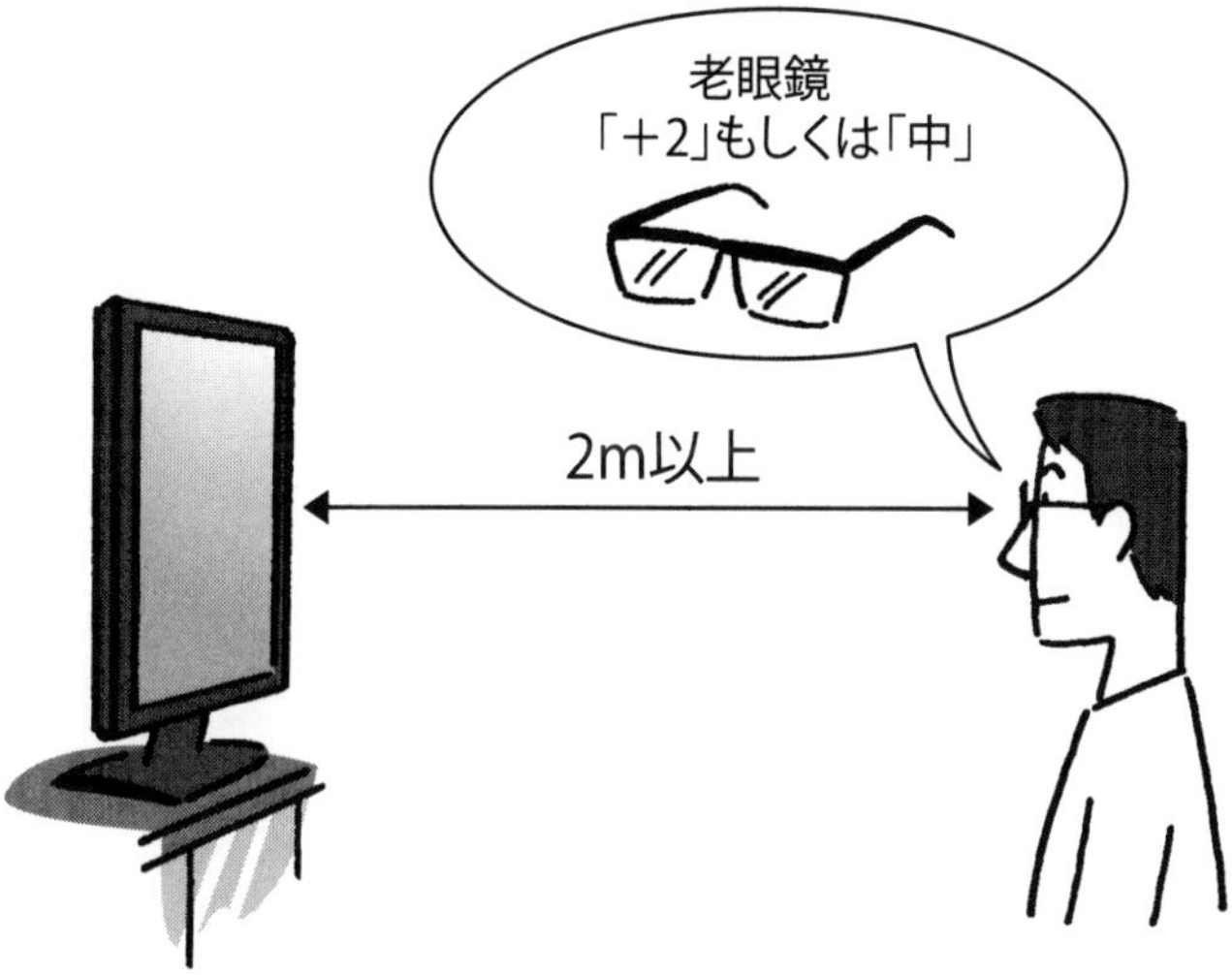

【雲霧法《うんむ》（ぼやっとメガネ）の行い方】

①100円均一のお店で**老眼鏡（+1〜+2度）**を購入してかける。メガネやコンタクトレンズを装用している人はそのまま上からかける

②ぼやけた視界の中で**2m以上遠く**を視る（手元を視たら意味がないのでご注意を）**5分間**、何かにピントを合わせようと試みる（ピントが合わなくてかまいません）

③老眼鏡を外して終了（**1日1回**で効果は十分得られます）

※目を閉じてしまうと効果がなくなるので、目をしっかりと開けてください。

男性もご用心！
まつ毛ダニを寄せつけない

アイメイクをする人の場合、目のキワに落としきれていない化粧の成分が残っていることがあるとお伝えしました（92ページ）。アイメイクをしない人の目のキワにも**皮脂、目やに、フケ、花粉やホコリ**などがたまりがちです。（左ページ図1）

また、マイボーム腺から分泌される油は、質が悪くなると目のキワで固まってしまうことがあります。そうなるとマイボーム腺が詰まってしまい、**油が正常に分泌されにくくなり、涙の質が低下**します。

さらにこれらの汚れ（酸化した油）があると、それを栄養分として**「まつ毛ダニ」**（左ページ図2）が繁殖しかねません。まつ毛ダニとは顔ダニの一種です。まつ毛ダニは炎症を引き起こすため、**かゆみが生じたり、まつ毛が抜けやすくなったりします。**

目のキワは、男性も積極的にきれいにしていきましょう。

綿棒を使ったり、**温めタオル**（167ページ）で**マイボーム腺の油を溶かす**ことです。

図1 目にたまるヨゴレ

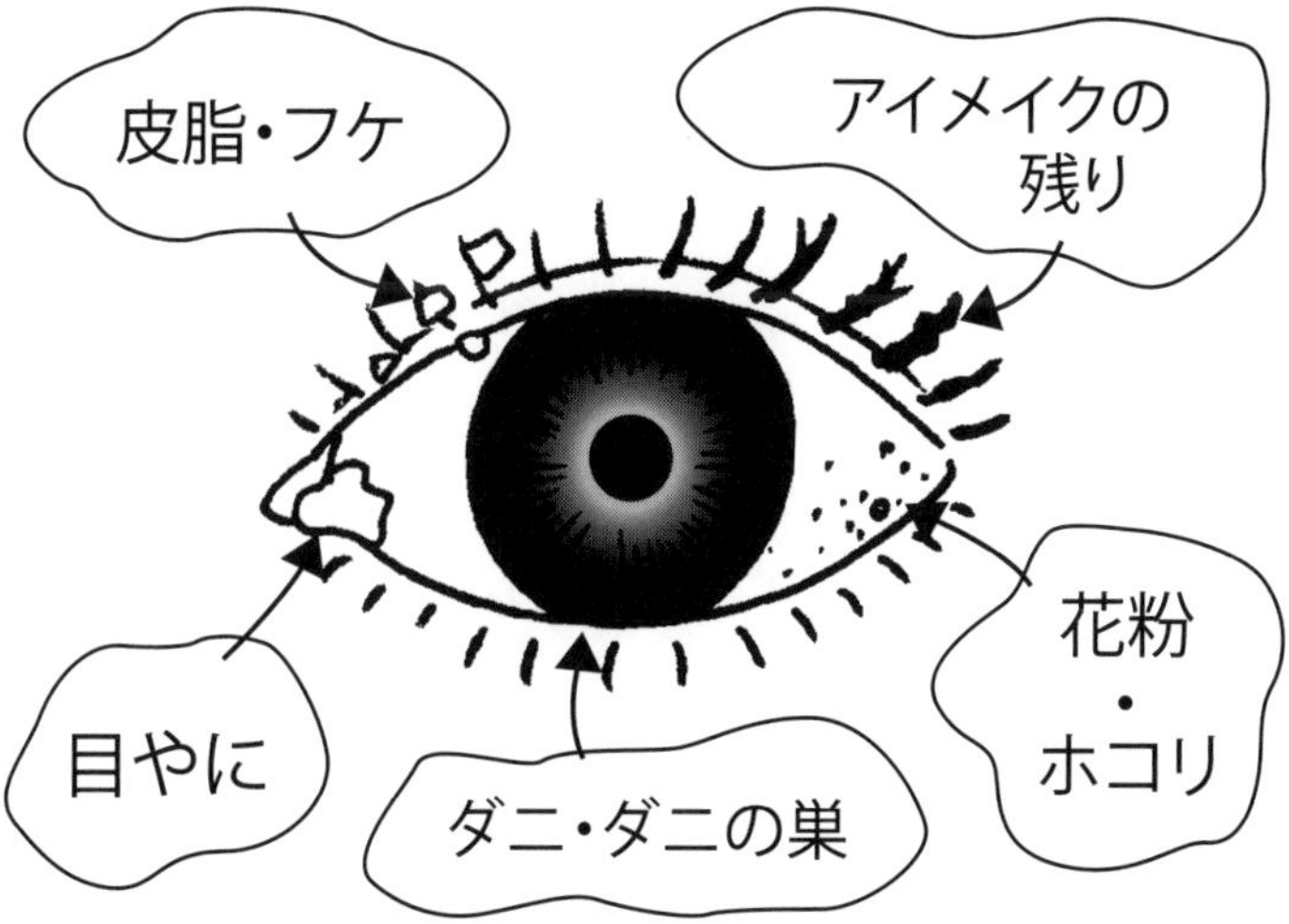

図2 まつ毛ダニ

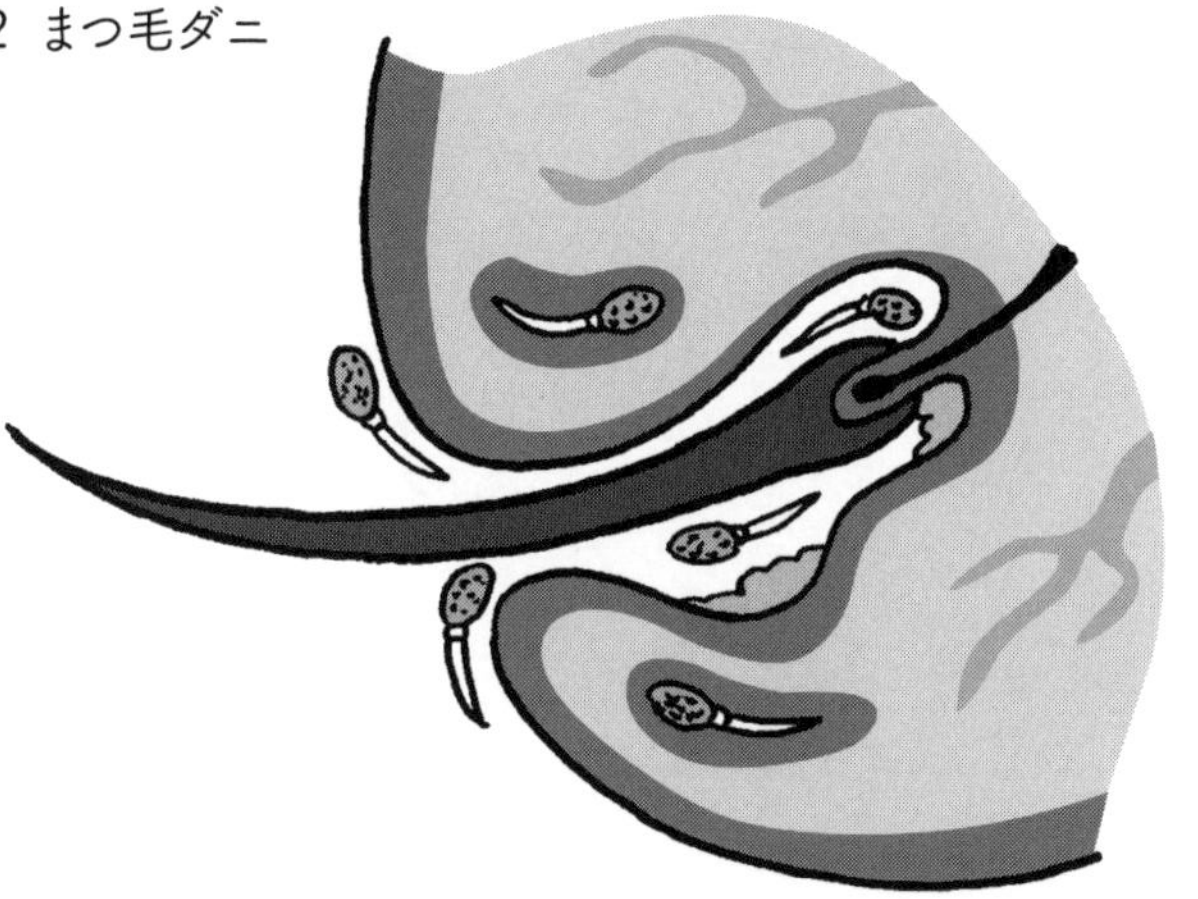

歯磨き粉を絞り出す要領で、まぶたに油の分泌を促す

〜ギュッとアイ〜

「マイボーム腺」に働きかけ、**目を潤したり視力を回復させたりするエクササイズ**『ぎゅっとケア』をご紹介します。目をギュッと数秒つぶり、パッと目を開けるだけです。あまり力を入れてつぶらなくても大丈夫です。ただ、開けるときはなるべく大きく開けます。これにより目の潤滑油となる油の分泌が促され、**視力向上**が期待できます。

美容効果もあります。このエクササイズではまぶたを上げる筋肉（眼瞼挙筋《がんけんきょきん》）を使うため、**目を大きく視せられる**のです。また、上まぶたを丁寧にマッサージして血流を促すと、加齢によってまぶたが落ちる「**眼瞼下垂**」も予防できます。

【ぎゅっとケアのやり方】

①目をギュッとつぶる。まぶたから徐々に油が出て眼球を潤すようイメージする
②数秒つぶったら、パッと目を大きく開く
③もう一度目を閉じて、上まぶた周辺を優しくマッサージする

目は温めるだけでいいって本当？

～温めタオル～

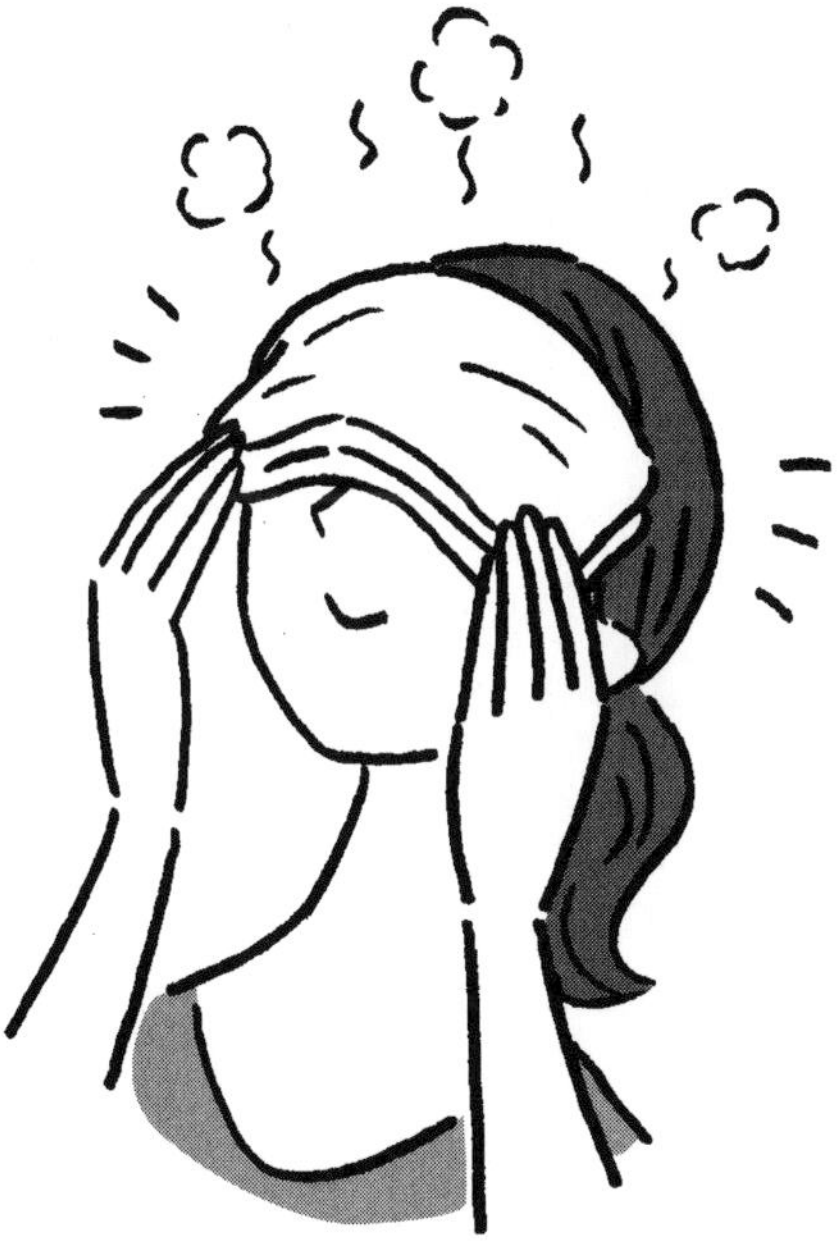

目を温めることで副交感神経を優位に導いて**涙の分泌**を促したり、マイボーム腺からの油分の分泌を促したりできます。電子レンジで軽く温めた濡れタオルを、目の上に数分間載せるとよいでしょう。より手軽にケアするなら、**入浴時の浴槽内で、お湯につけて軽く絞ったタオルを目の上に載せる**方法がおすすめです。

目の疲労をとるツボ押し

目に効くツボをなでるようにマッサージすると、血流や筋肉の凝りが改善されて、すっきりします。**疲れ目や眼精疲労対策**に、うってつけです。

デスクワークの合間や疲労のたまった就寝前に押してみてください。

自分自身が「気持ちいい」と感じながら行うのがコツです。ここでは数あるツボの中でも探しやすい攅竹《さんちく》、太陽、晴明《せいめい》という3つをご紹介します。

注意点も挙げておきましょう。

目（眼球）を直接刺激することは絶対にやめてください。

（たとえ目を閉じた状態でも、**眼球に圧をかけるのは危険**です）

デリケートな部分なので、力いっぱい押すのも避けてください。

また、ツボの場所に自信がない場合は、ムリに行わないでくださいね。

【目の疲労をとるツボ押しの行い方】

①目の疲れに効くツボ、眉頭にある「**攅竹**」と、こめかみの少し目尻寄りの少しへこんだところにある「**太陽**」を、左右の親指の腹で心地よい圧でゆっくりと押す

②5本の指の腹で、こめかみから頭のてっぺんに向けてマッサージしていく頭皮の血行を促進することで、目の血流も改善する

③目頭にある「**睛明**」を中指の腹で押すことで、涙の流れがよくなり、老廃物の排出を促す

※①～③を1回2セットとして、疲れたときにこまめに行う

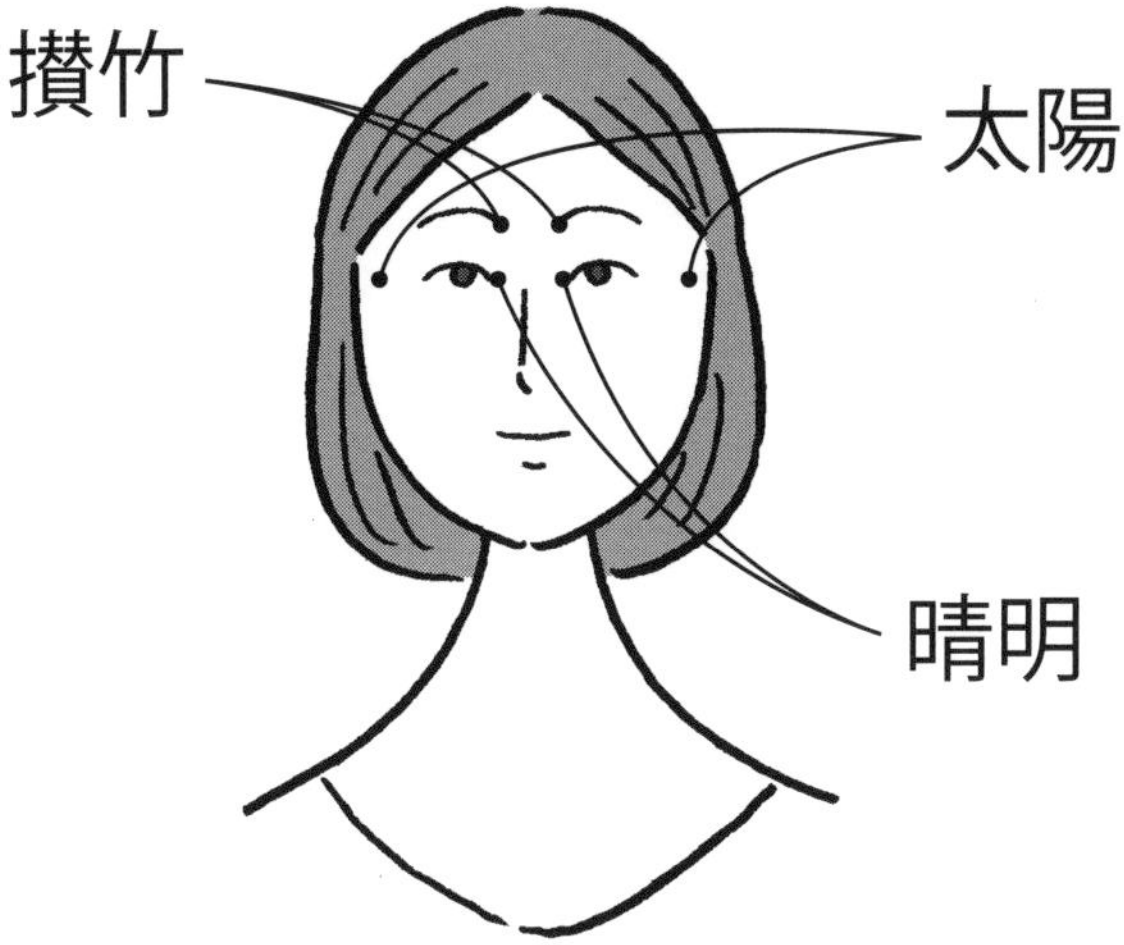

スマホの「ナイトシフト」は過信しない

「就寝30分前にはデジタルデバイスはやめる」。そう「禁じる」よりも、**ナイトルーティーン**を設けるほうがうまくいきます。

たとえば就寝30分前になったらデジタルデバイスを切って、歯磨き、翌日の準備などをして、トイレを済ませ、照明を落とし、軽くストレッチをして入眠するのです。

「ナイトシフト（ナイトモード）だから大丈夫」ということにはなりません。

寝室の明かりは、天井のメインの照明のほかに、頭から離れた足元にも**間接照明**を複数設置するのがおすすめです。明かりをすべて消す前に、間接照明だけを点けてしばらく過ごすと、心身共にリラックスできて、質のいい睡眠につながります。

また、**緑内障になりやすいのは「6時間以内か9時間以上」の睡眠**とされています。長すぎる睡眠が緑内障のリスクを高めるのは、寝ていると体内の水分が頭に寄り、眼圧が上がりやすいからです。つまり**枕は低いより高いほうが眼圧が上がりにくい**です。

第6章

究極の視る投資

ガボール・アイで脳の処理機能をアップ 視力が回復、視野まで広がる

脳梗塞や脳出血など、脳に問題がある場合。目に問題がなくても、視力が0・1程度にまで落ち込むことがあります。

これは、脳の情報処理をする能力が、脳の病気によって低下したためです。

反対に、**脳の処理機能がアップすると、視力もつられてよくなります。**

情報処理がうまくできるようになるため、ものも視えやすくなるのです。

この「脳の処理機能を上げること」は、パソコンの小さなチップ「**CPU**」（中央処理装置）の性能を上げることにたとえられます。

高性能なCPUに交換するだけで、パソコンの処理機能は改善されます。

私たちの脳も「CPUを変える」ような手軽さで、処理機能をアップできればと思い、この視力回復法「ガボール・アイ」を開発しました。

ガボール・パッチを視ると、脳の「視覚野」が刺激され、脳の「視力を補う力」がアップすることが明らかになっています。カリフォルニア大学での実験を皮切りに、世界トップクラスの研究機関で、その有効性が実証され続けています。

1日3分、14日間程度のトレーニングで、視力が平均**0・2**アップしています。

脳知覚トレーニングで有効視野も広がります。

もともと視野が広い人は、「視えている範囲」に注意力を分配するのが、さらにうまくなります。視野が狭まりかけている人は、「視えている範囲」が少し広がります。

また、これらの効きめを実感した後、その効果はしばらく持続します。

視力は約半年、有効視野については**5〜10年**効果がもつというデータもあります。

補助輪なしの自転車に乗ることを覚えた人は、その後数十年にわたって、いつでも再びそれにうまく乗れる現象と同じです。

ただしコツを忘れないために、1年に1度は行ってください。

つまり「日々のトレーニングが半永久的に必要」なわけではなく、最初に苦労をしておくと、あとは休んでも大丈夫。コツを思い出すためにときどき行えばよいのです。

1日3分で十分ですから、まずは14日間、続けてみてください。

ガボール・アイはどんな目の状態の人でもできる〝投資〟

「ガボール・アイ」は、近視、遠視、乱視、老眼、どのような目の状態の人にも広くおすすめできます。それは「ガボール・アイ」が**目の状態に依存せず、脳の「視力を補う力」にアプローチする手法**だからです。「**今、視えている画像を鮮明に、自動修正していく脳の力」を鍛える手法**だからです。

「今、視えている画像を自動修正していく、とはどういうこと？」

よく、このような質問をいただきます。

「Photoshop」（フォトショップ）などの画像編集ソフトや、アプリをイメージしてみてください。ぼやけた画像を、簡単な操作で自動修正し、鮮明に加工できますよね。

そのように脳の「情報処理の力」を鍛えることが、「ガボール・アイ」の特徴です。

ですから、どのような目の状態の人にもおすすめできるのです。

従来の視力回復法として、よく知られているのは「遠近を交互に視る」という手法です。近くを視てばかりいると「毛様体筋」がこわばり、「水晶体」の厚さの調節が難しくなり、目のピントを合わせづらくなります。だから、遠近を交互に視ることで、目の「毛様体筋」を物理的にほぐすという方法です。

この毛様体筋を直接鍛える方法と、脳を鍛える「ガボール・アイ」が本質的に異なることは、納得いただけるのではないでしょうか。

また、「ガボール・アイ」のメリットは、数多くあります。

「視る力」がよくなることで行動範囲が広がったり、コミュニケーションに積極的になれたり、より充実した時間が過ごせるようになります。

反対に「視る力」が悪いと活動量が減ったり、会話がおっくうになったり、楽しい時間が減ることにつながりかねません。

特に年齢を重ねてから目が悪いと、多くの楽しみが奪われてしまいます。

ですから、若いときから目の視え方を気にする癖をつけていただきたいのです。セルフチェックの手段としても「ガボール・アイ」をご活用ください。

「ガボール・アイ」の習慣化により、目の病気を早期に発見できた人もいます。

【 ガボール・アイのやり方 】

①右上の縞模様(ガボール・パッチ)を視ます。

②その縞模様と同じ縞模様を、すべて見つけます。

③次に、その隣にある縞模様についても、同じ縞模様を探します。(下でも左でも、どこにあるものでも大丈夫です)

④終わったら、さらに別の縞模様でも同じことをします。

⑤3〜10分間を目安に続けましょう。

※最初に視る縞模様は、右上以外のものでもかまいません。
次に視る縞模様も、隣ではなく好きなものを選んでいただいてOKです。
目についた縞模様から、どんどん取り組んでいきましょう。
ゲーム感覚で、楽しみながら続けてみてください。
※好きなページから始めてください。同じものに連続して取り組んでもかまいません。
※持病をお持ちの方は主治医とご相談ください。
「ガボール・アイ」で不調を感じた場合は、すぐに中止してください。

参考資料とさせていただきました『1日3分まちがいさがしで目がよくなる! ガボール・アイ』(SBクリエイティブ)でもガボール・アイを掲載しております。

1日目

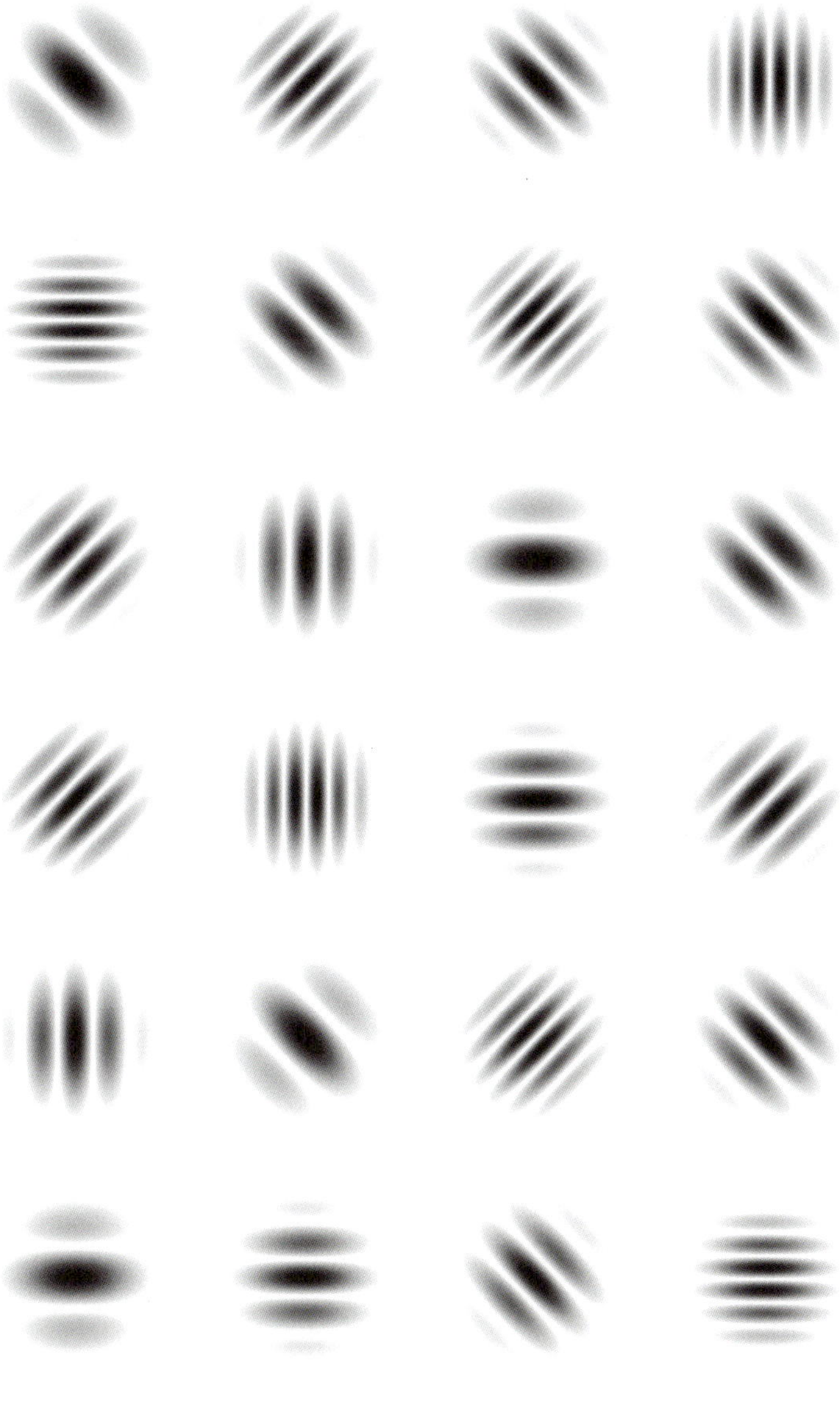

2日目

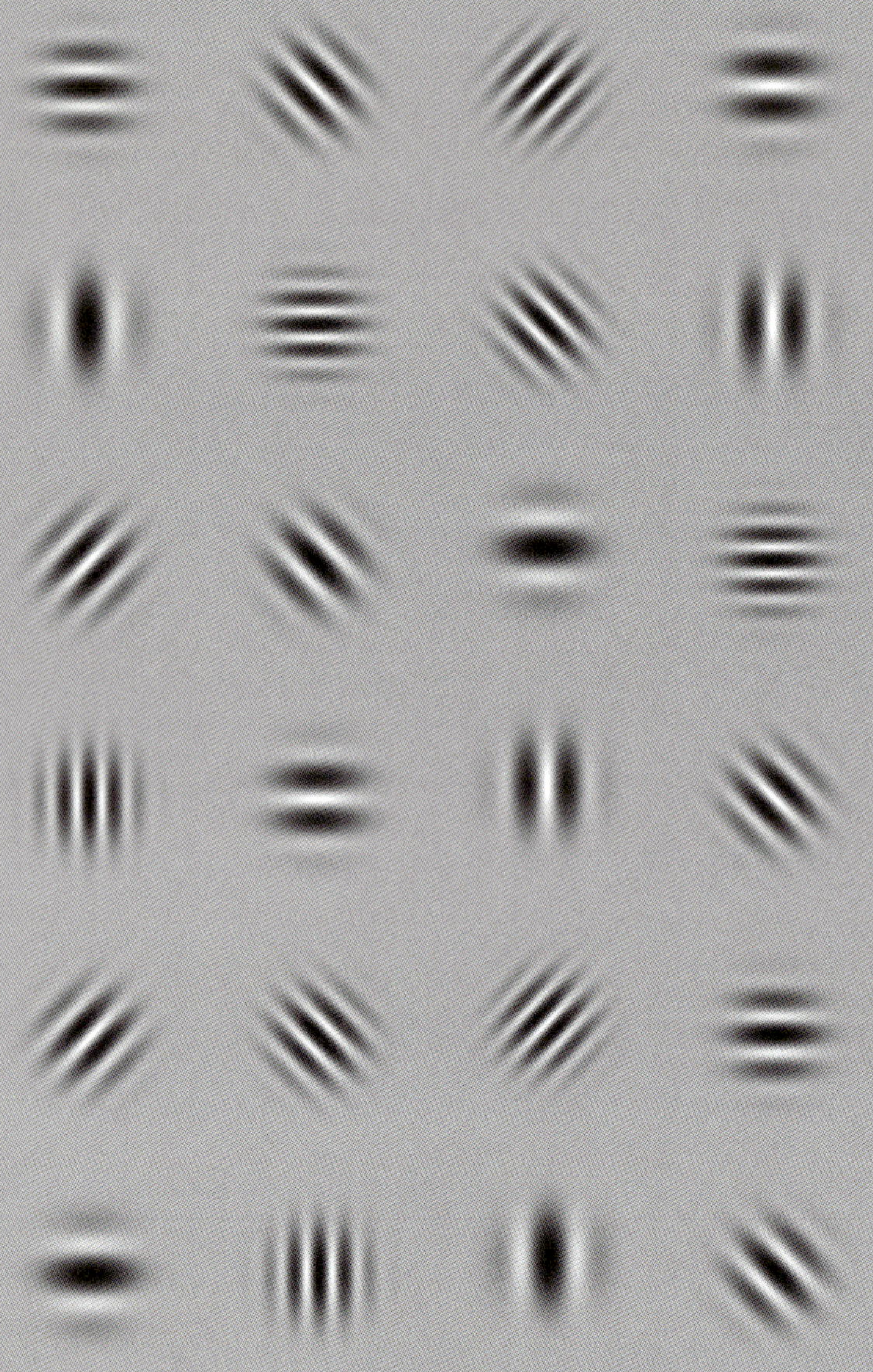

3日目

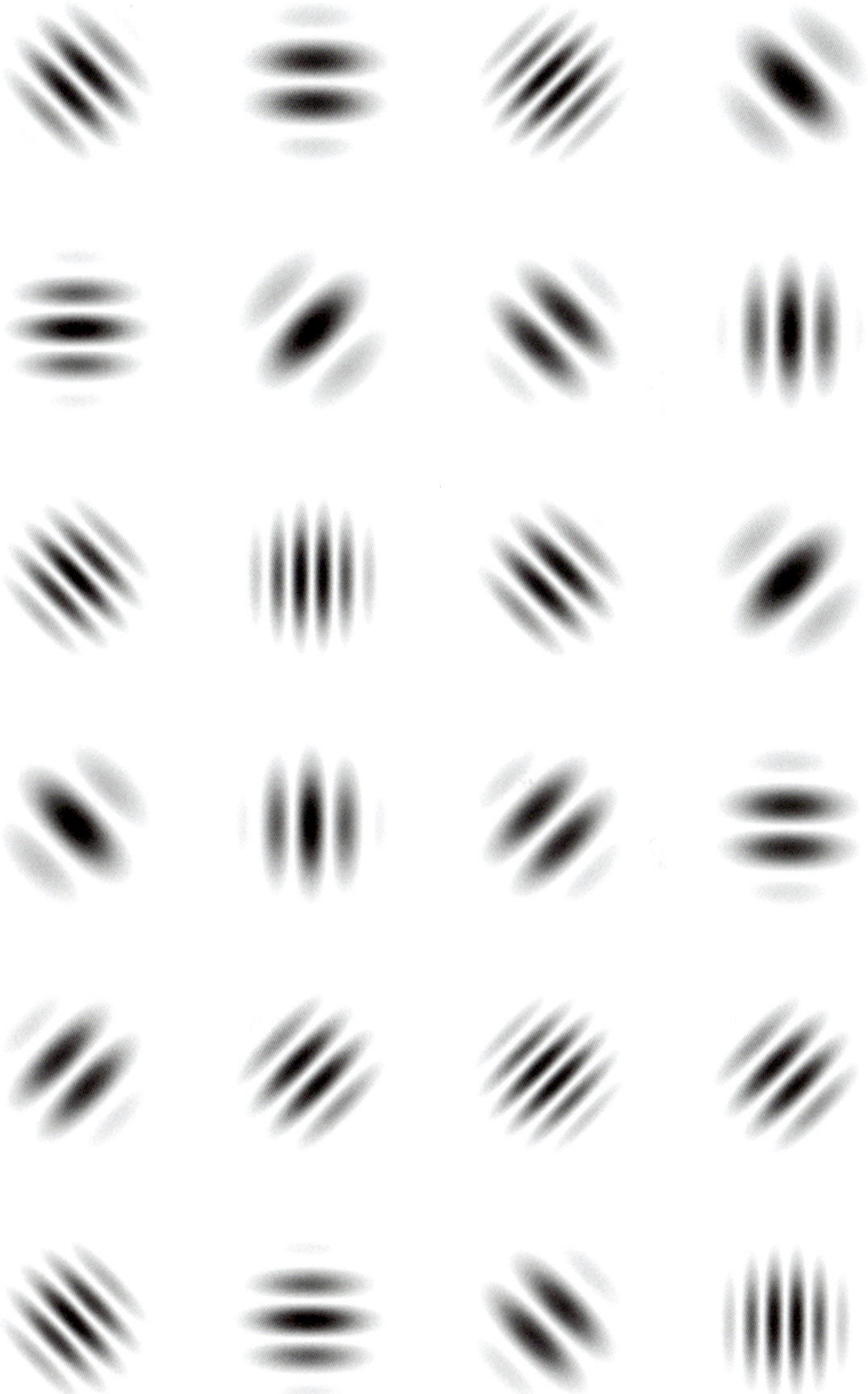

4日目

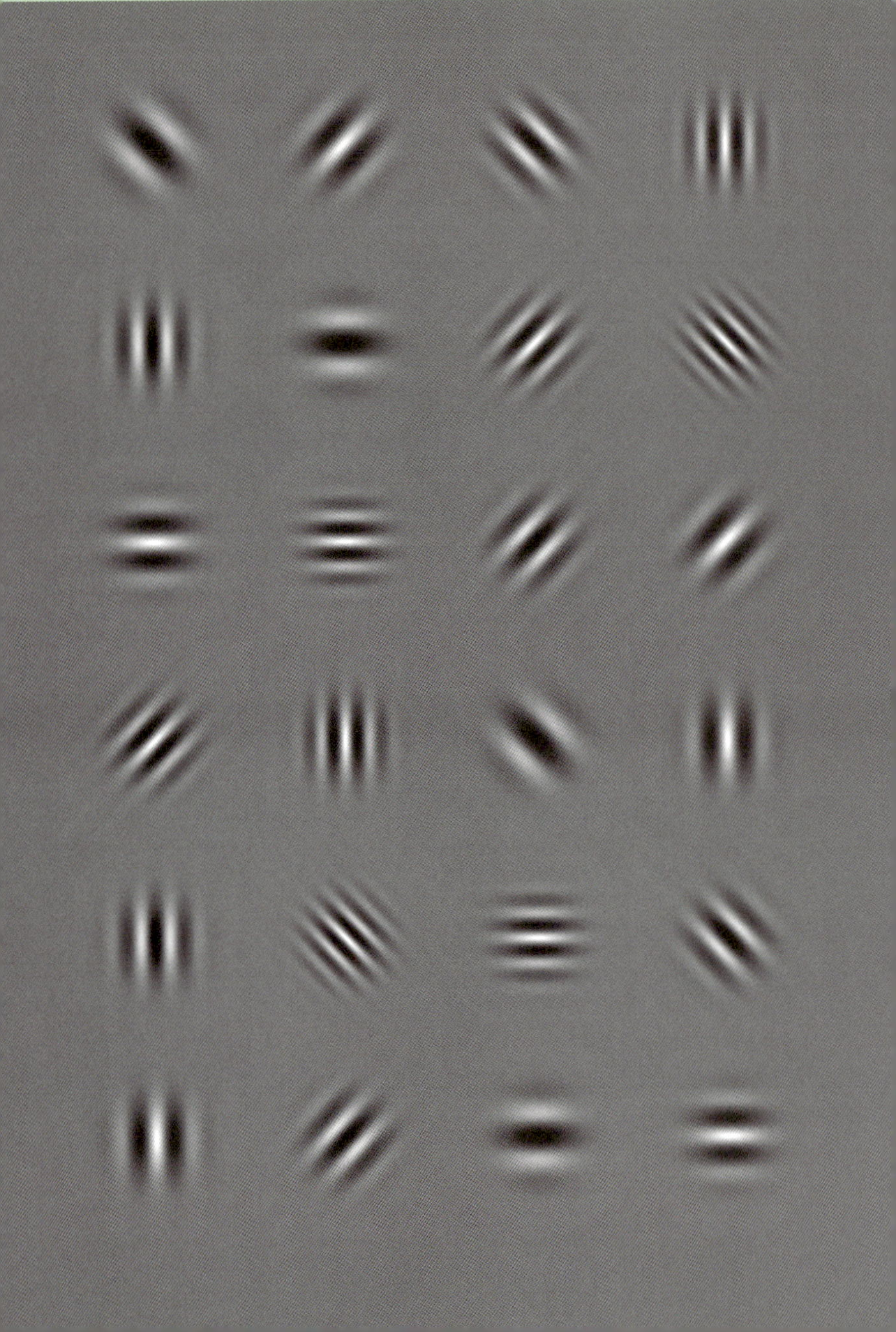

5日目

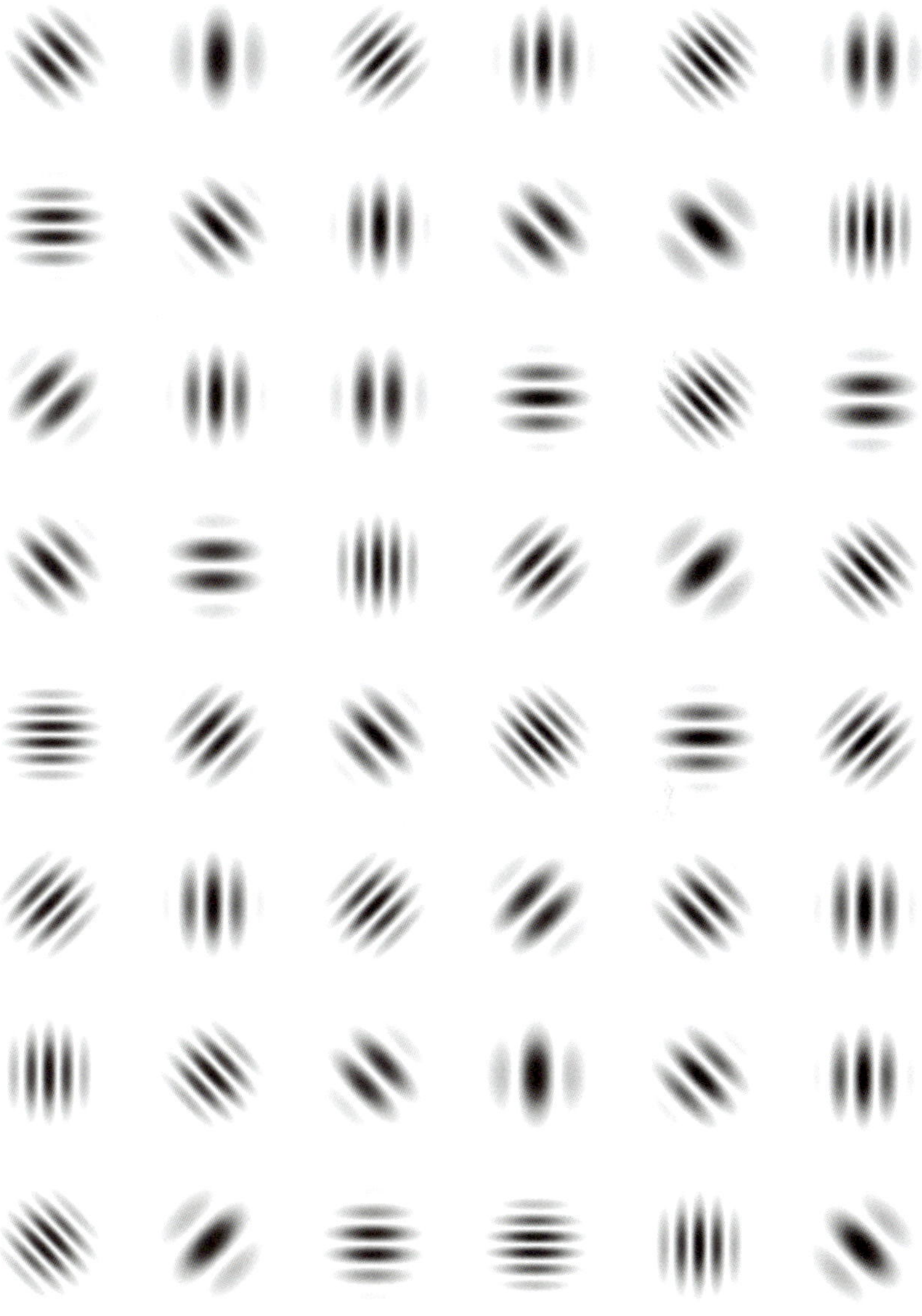

6日目

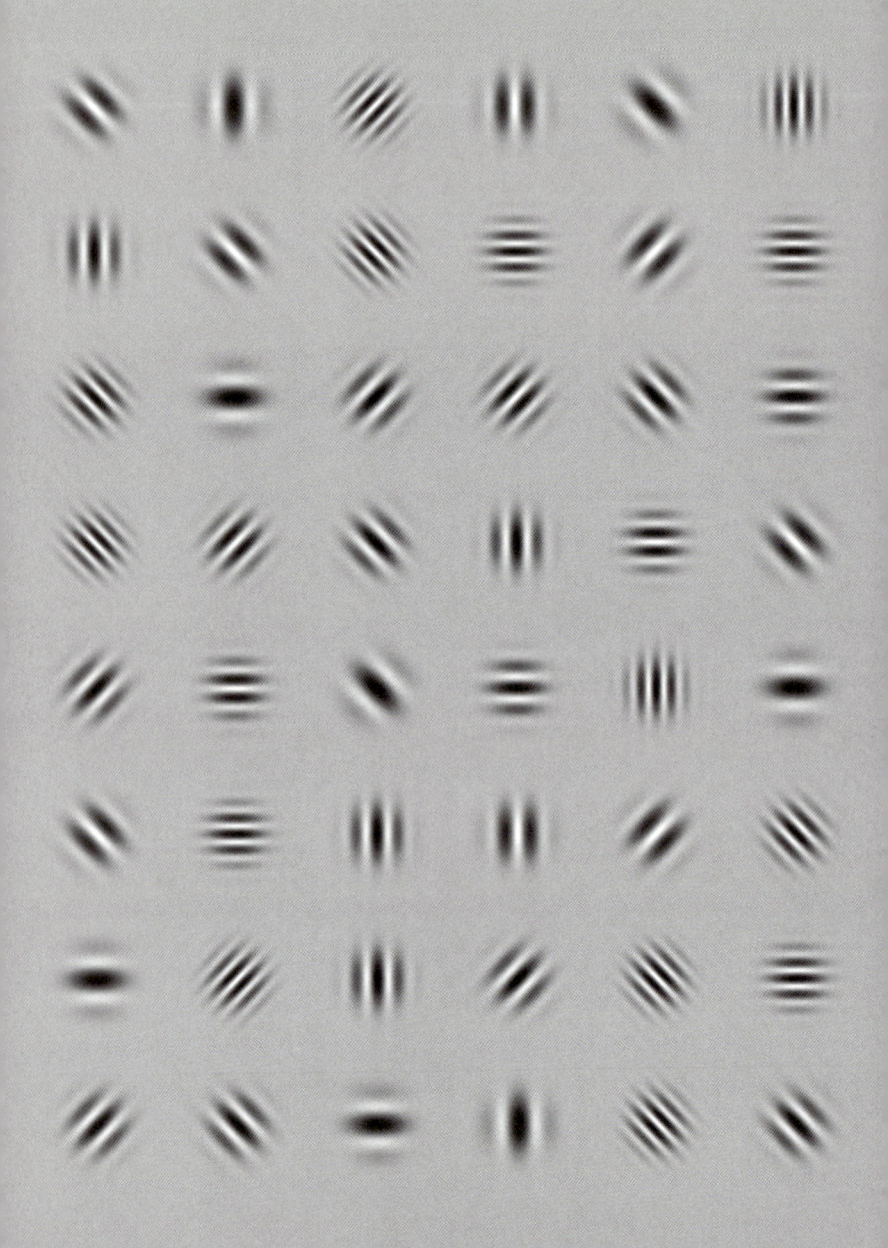

7日目

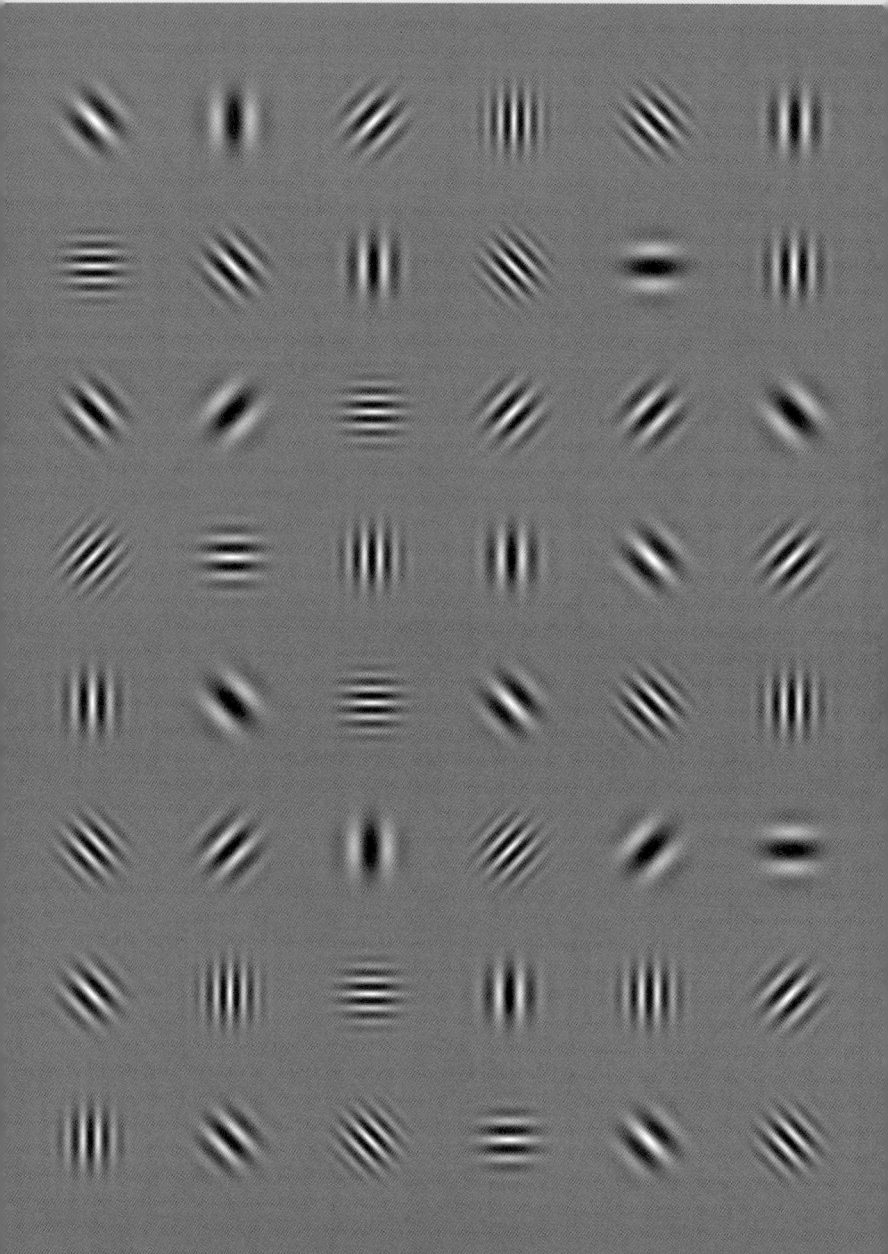

8日目

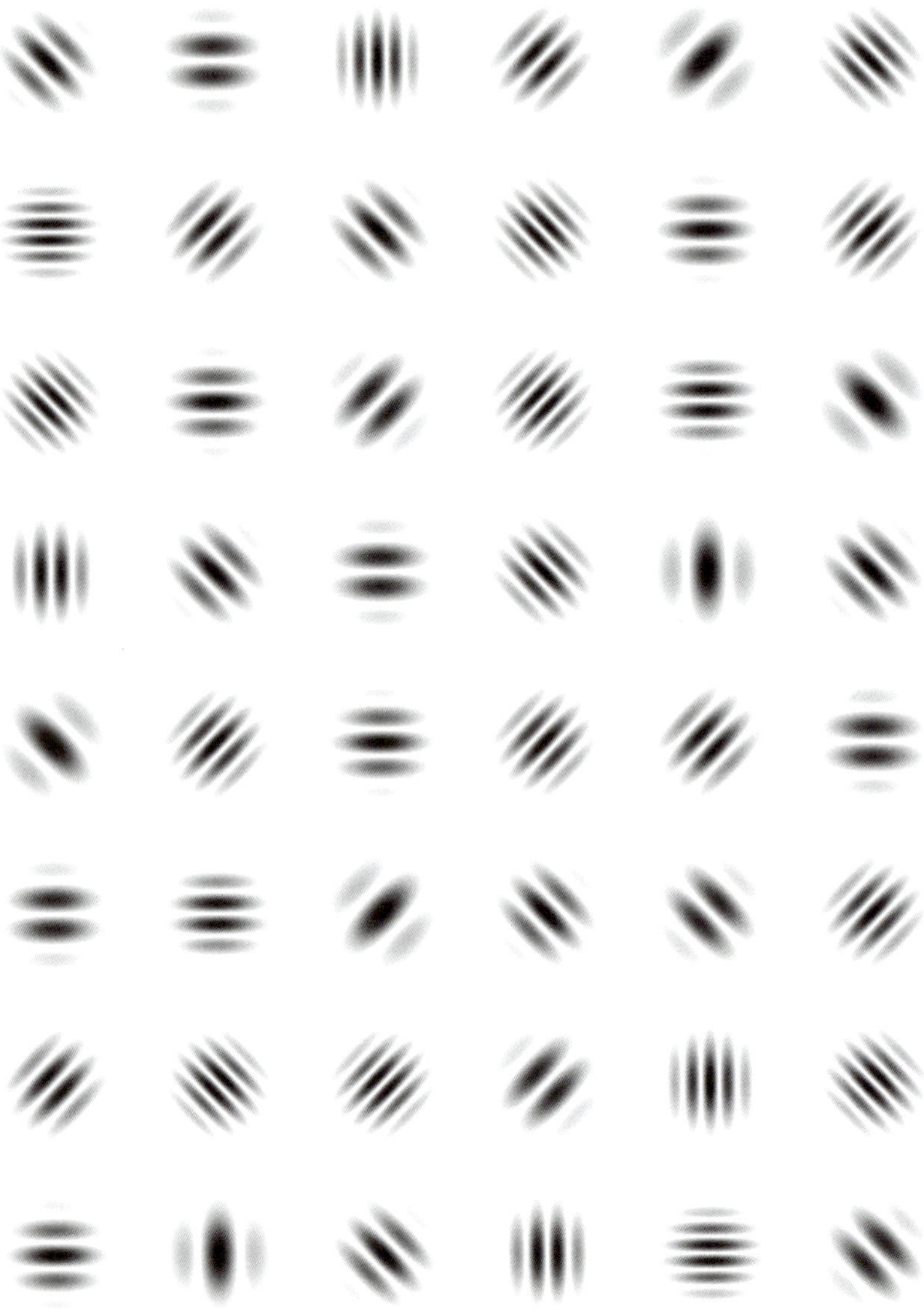

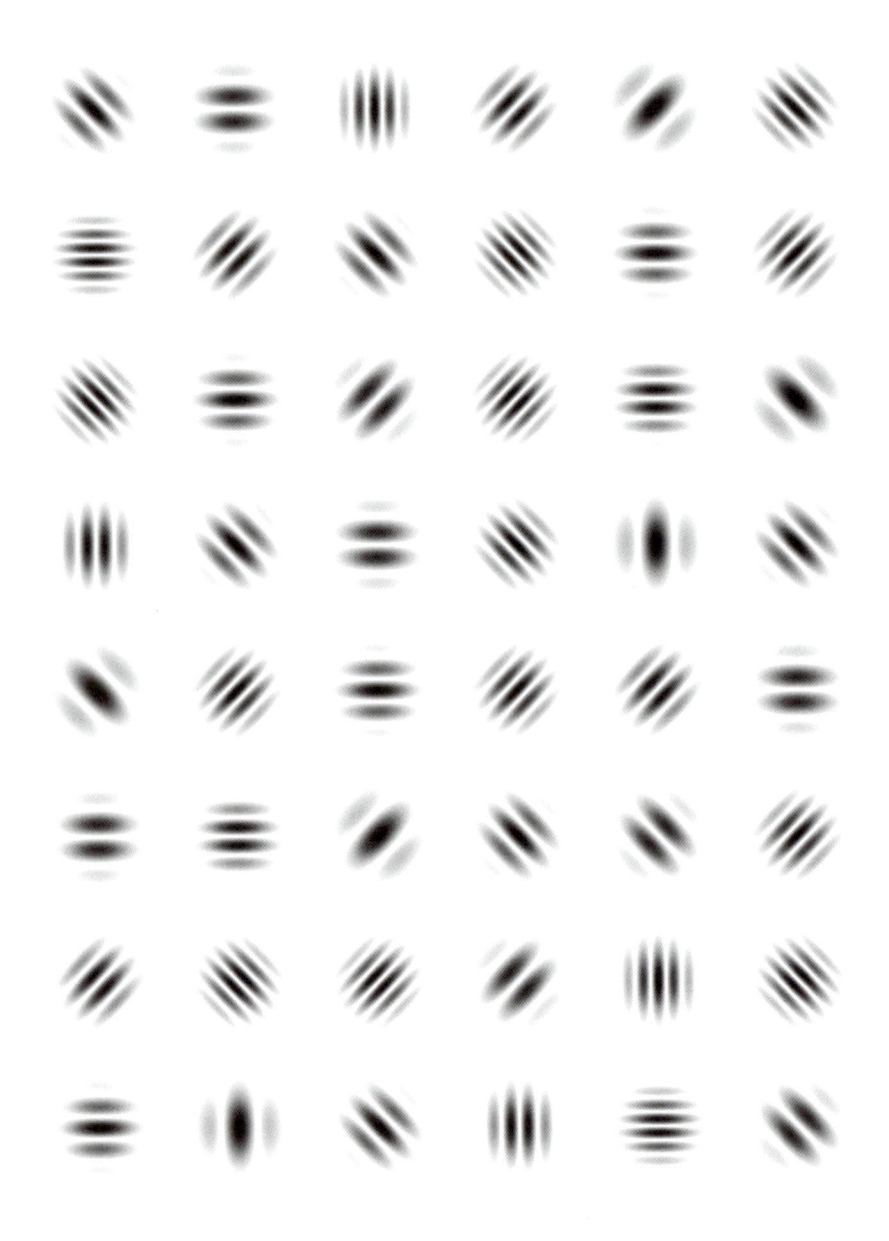

【 脳知覚トレーニングのやり方 】

①目と写真の距離を20cmに近づけます(本書の縦の長さが、約19cmです)。

②中央の「LOOK!」を両目で視て、そこから視線を動かさずに周りのマークを視ます。

③問題に答えます。

※この赤・緑2つの円は、毎週少しずつ大きくなっています。
あなたの有効視野も一緒に成長します。

※余裕がある場合、各円の違うマークがあるゾーンをパッと素早く判別してみましょう。
速さを意識すると、より効果的です。

※慣れてきたら、1日3分以上取り組んでも問題ありません。もし体調に異変を感じたら、直ちに中断してください。

参考資料とさせていただきました『1日3分見るだけで認知症が予防できるドリル』(SBクリエイティブ)でも脳知覚トレーニングを掲載しております。

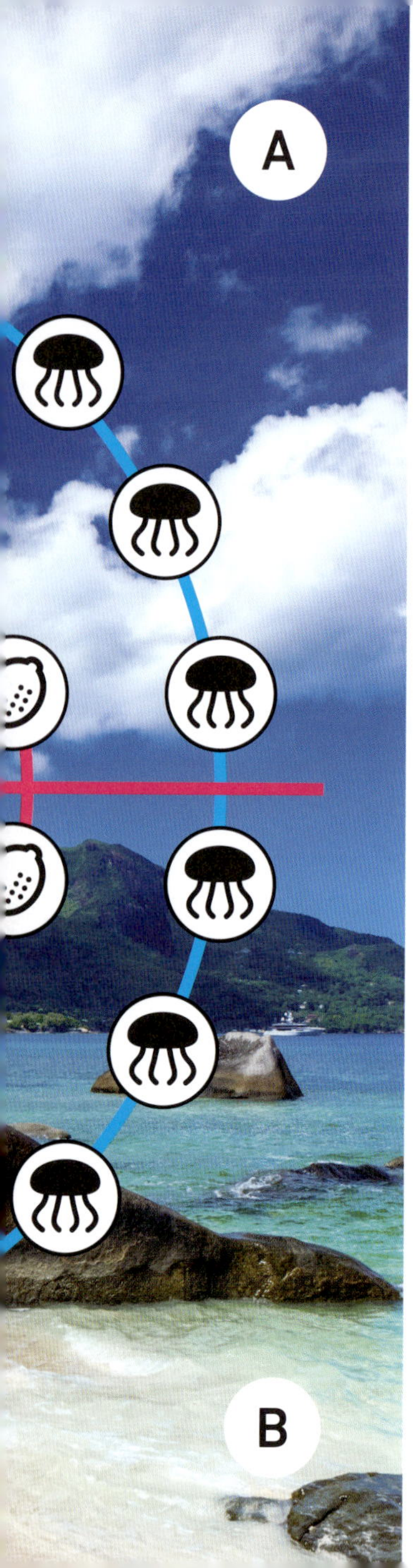

1日目

Q1 ピンク色の円上でマークが異なるのは、A～Dのどのゾーンにありますか？

Q2 ピンク色の円上で異なるマークは、何のマークですか？

Q3 水色の円上で異なるマークは、A～Dのどのゾーンにありますか？
また、それは何のマークですか？

答えは206ページに掲載

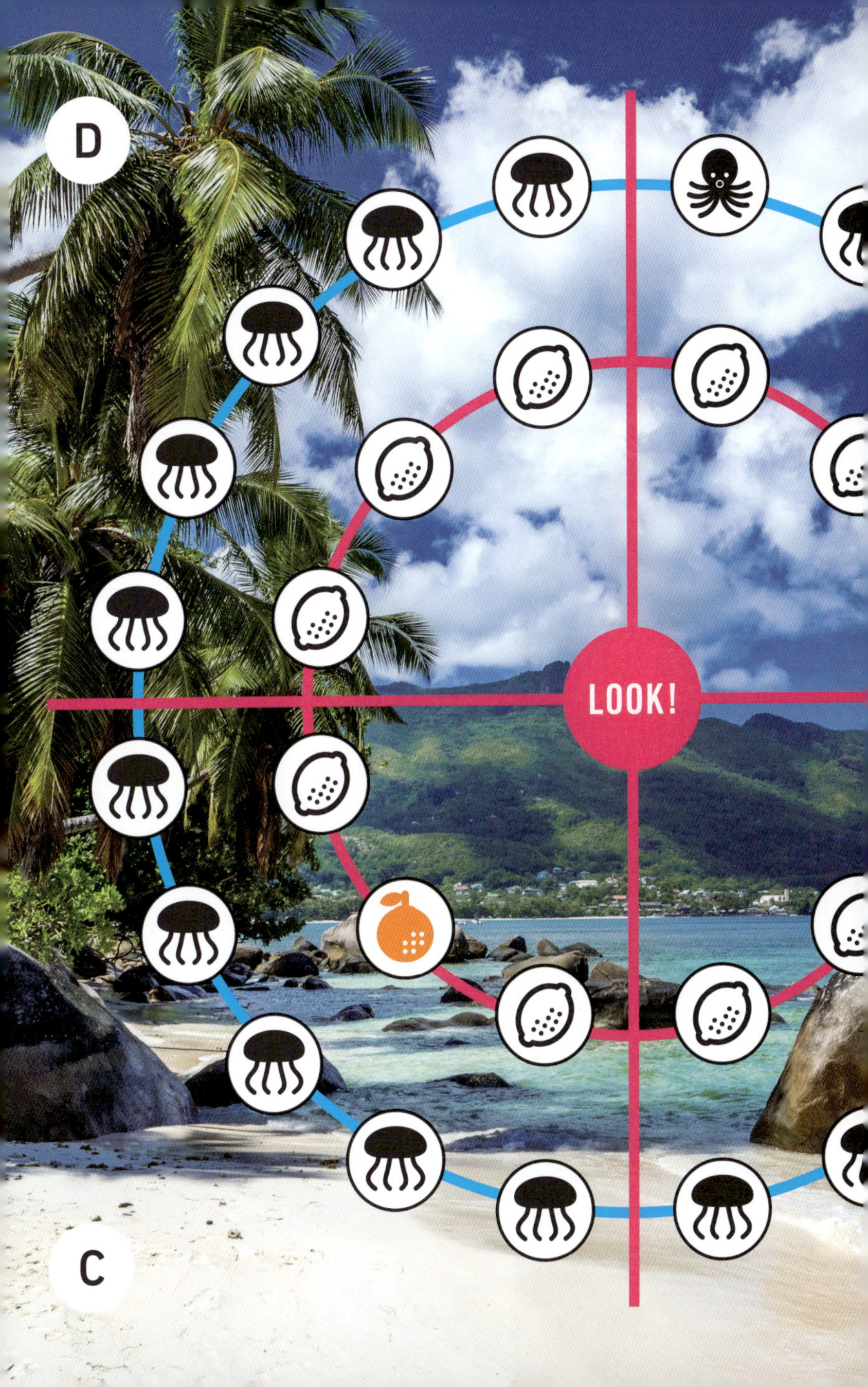
D
LOOK!
C

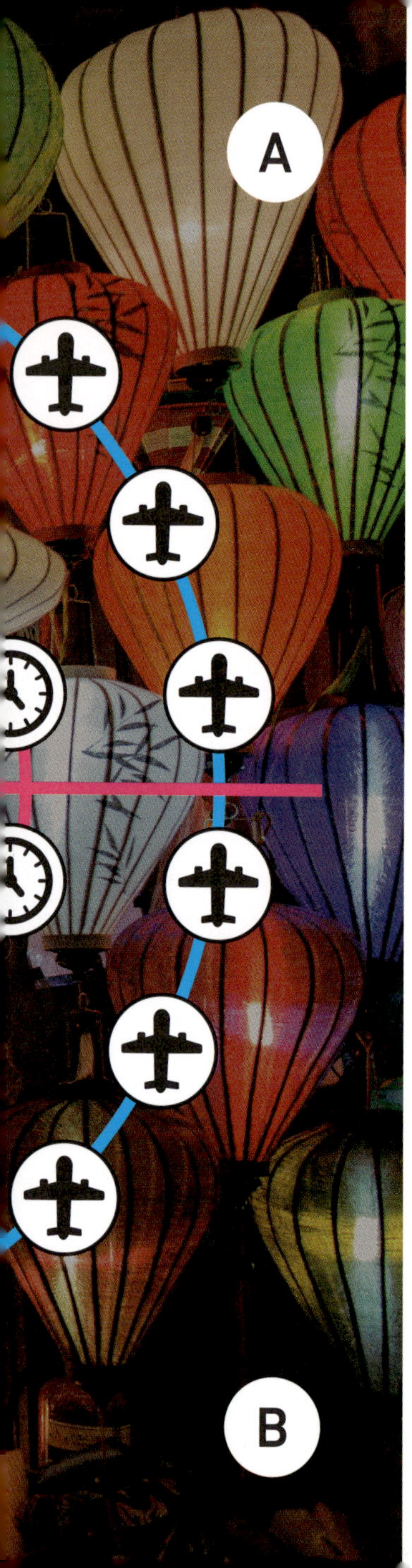

2日目

Q1

ピンク色の円上でマークが異なるのは、A～Dのどのゾーンにありますか？

Q2

ピンク色の円上で異なるマークは、何のマークですか？

Q3

水色の円上で異なるマークは、A～Dのどのゾーンにありますか？
また、それは何のマークですか？

答えは206ページに掲載

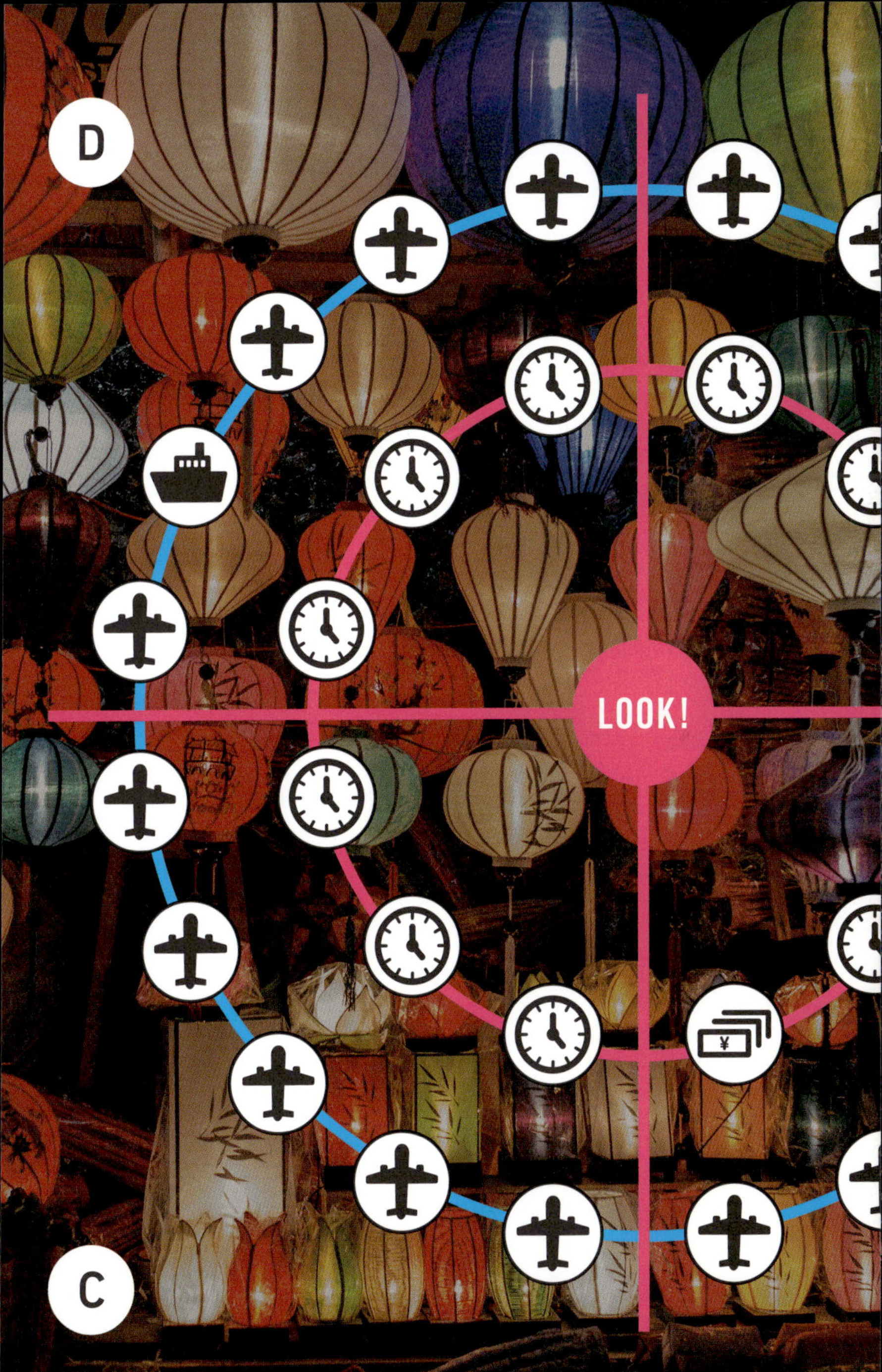
D
LOOK!
C

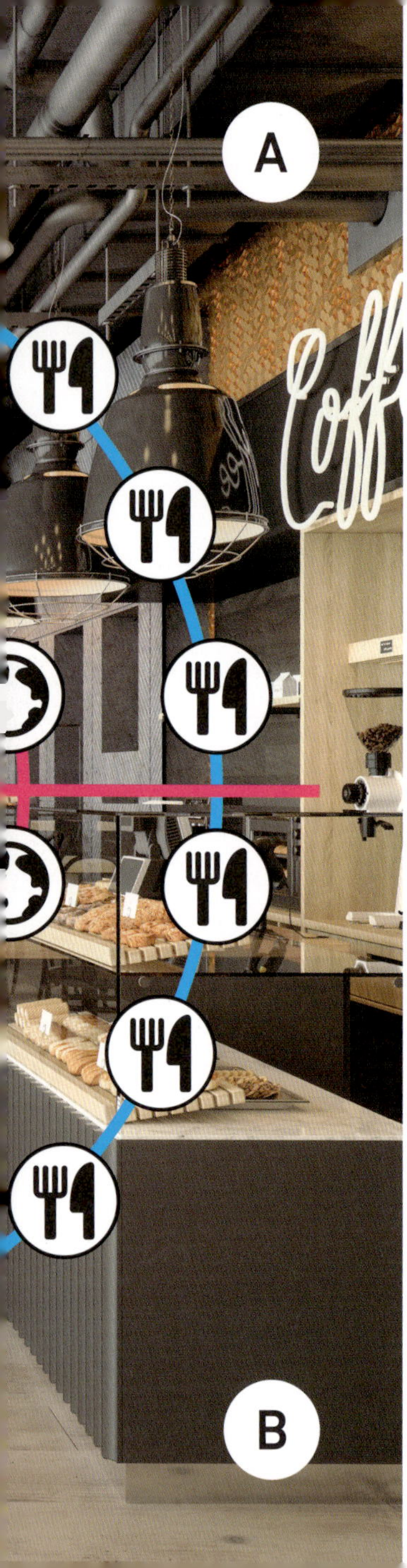

3日目

Q1 ピンク色の円上でマークが異なるのは、A～Dのどのゾーンにありますか？

Q2 ピンク色の円上で異なるマークは、何のマークですか？

Q3 水色の円上で異なるマークは、A～Dのどのゾーンにありますか？
また、それは何のマークですか？

答えは206ページに掲載

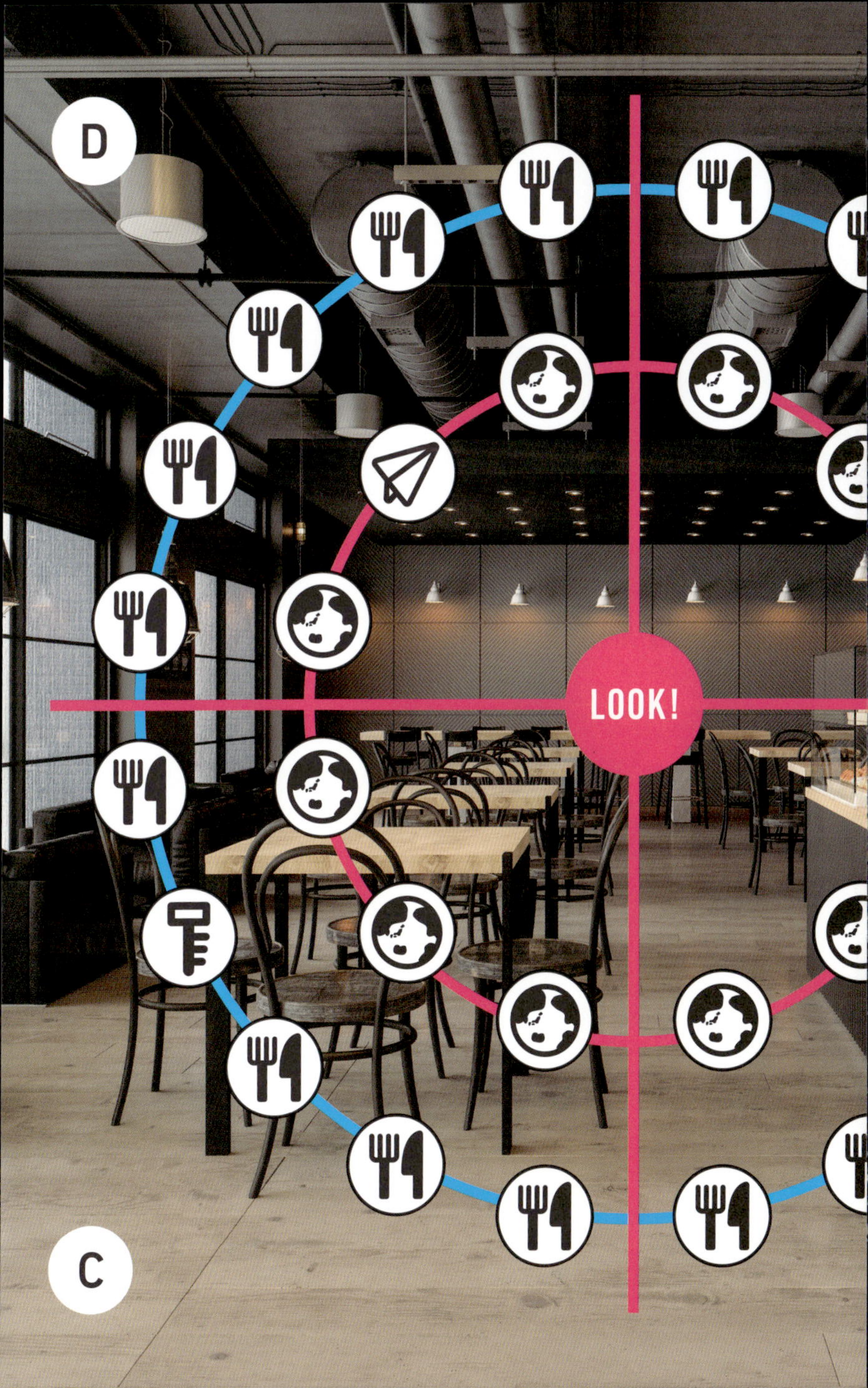
D
LOOK!
C

4日目

Q1 ピンク色の円上でマークが異なるのは、A～Dのどのゾーンにありますか？

Q2 ピンク色の円上で異なるマークは、何のマークですか？

Q3 水色の円上で異なるマークは、A～Dのどのゾーンにありますか？
また、それは何のマークですか？

答えは206ページに掲載

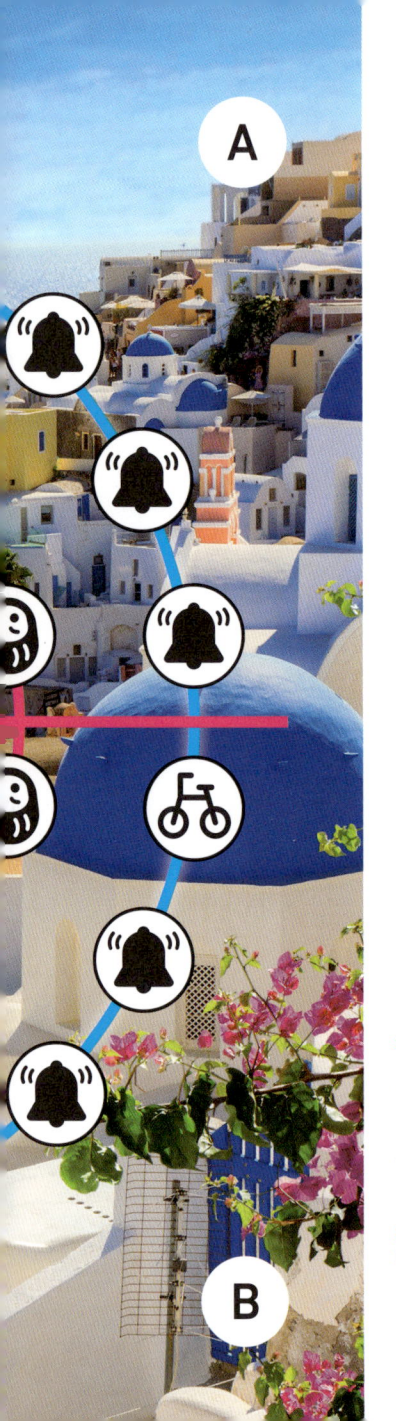

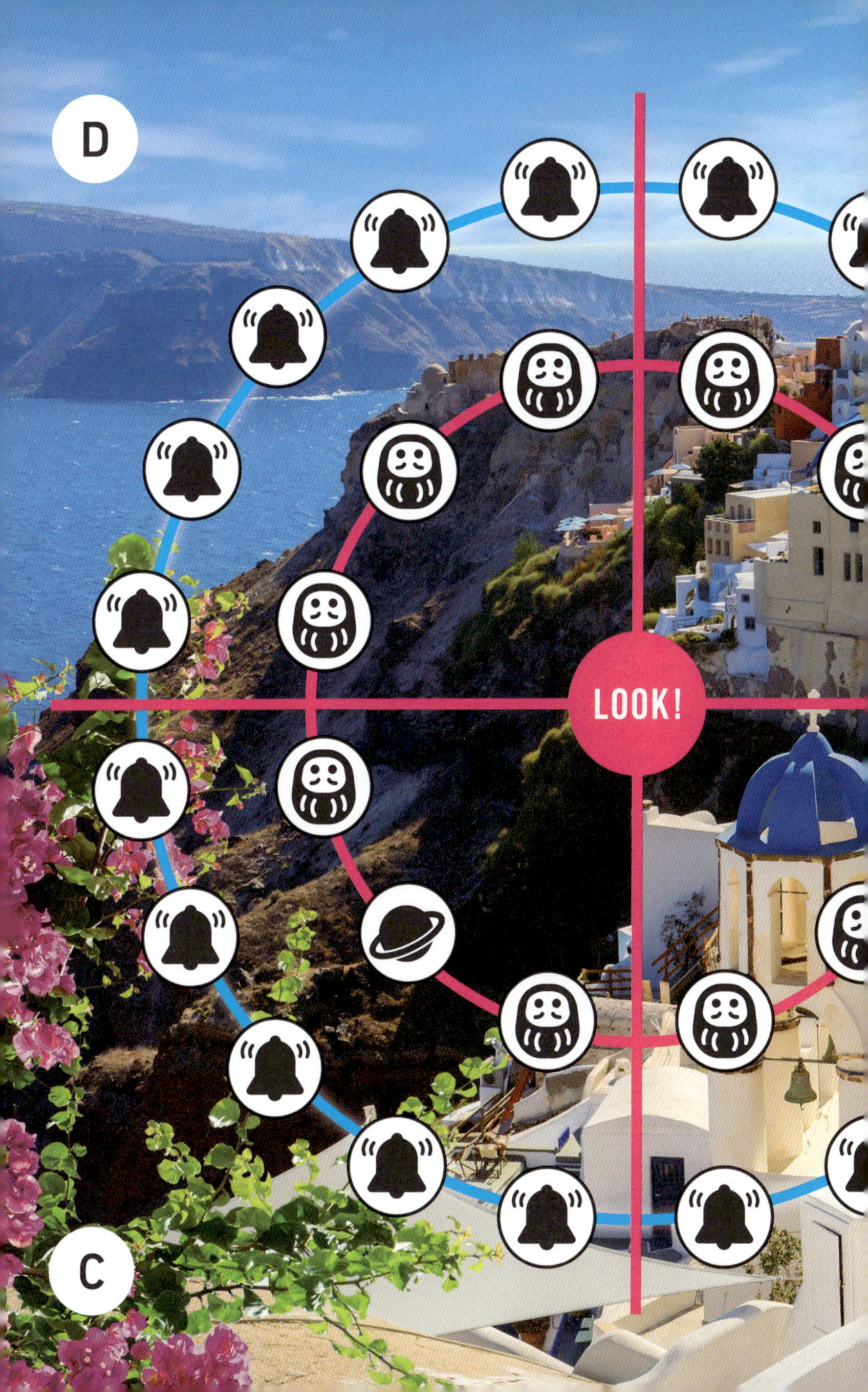
D
LOOK!
C

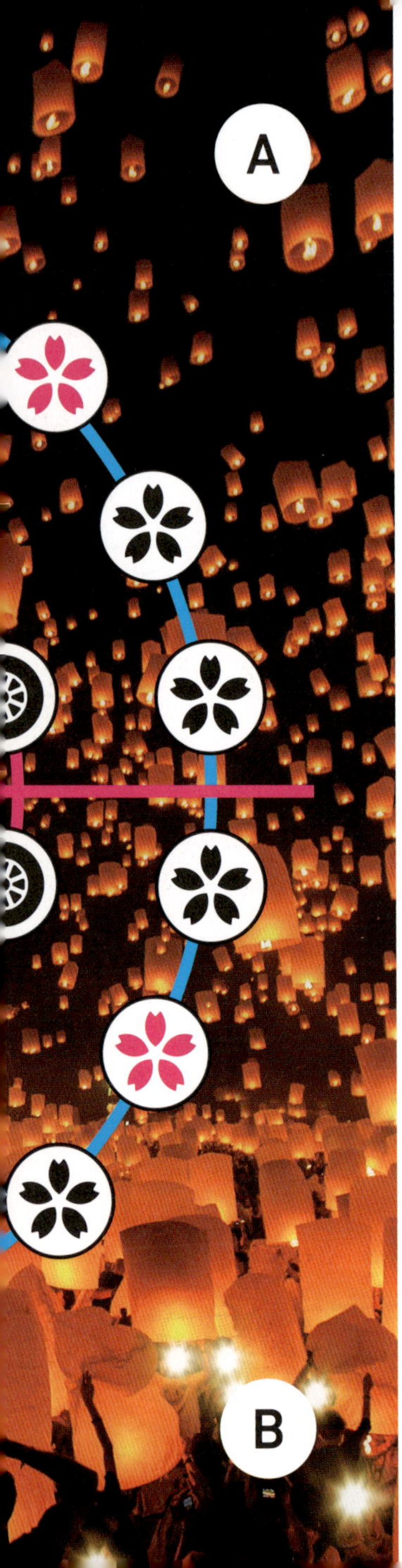

5日目

Q1
ピンク色の円上でマークが異なるのは、A～Dのどのゾーンにありますか？

Q2
水色の円上で色がついている桜のマークは、何個ありますか？

Q3
水色の円上で異なるマークは、A～Dのどのゾーンにありますか？
また、それは何のマークですか？

答えは206ページに掲載

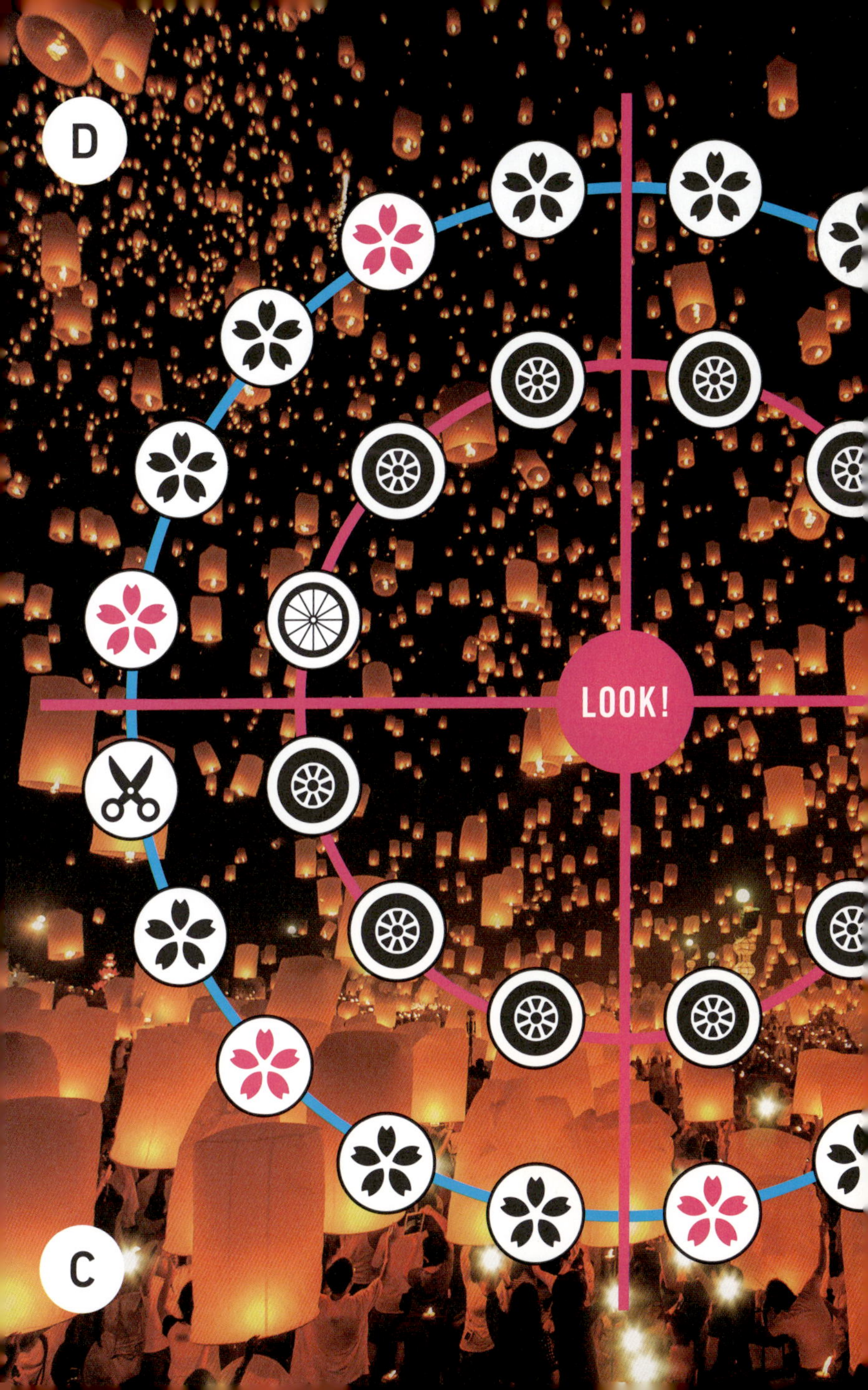
D
LOOK!
C

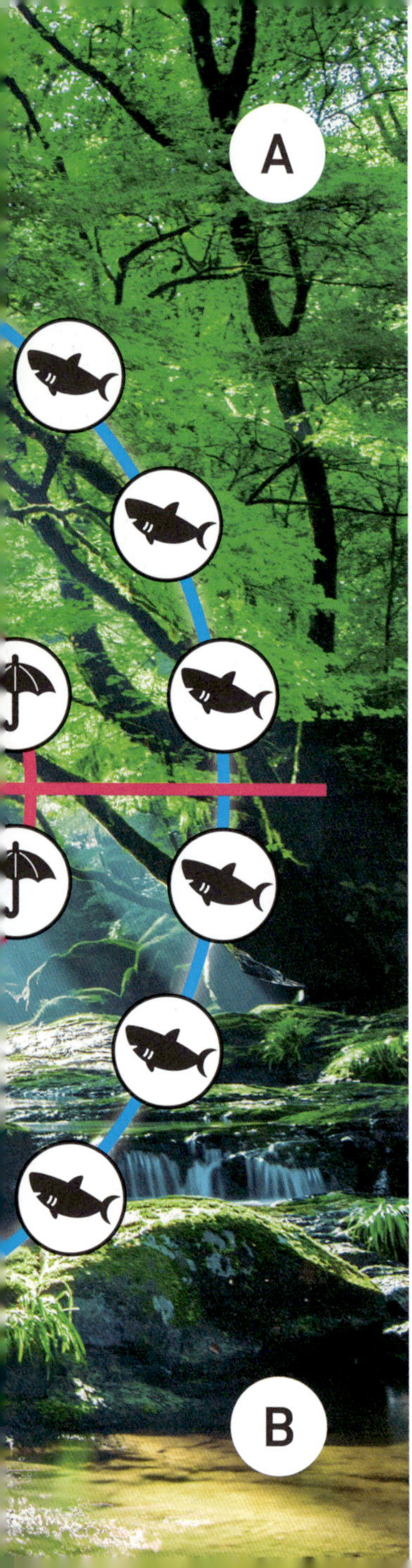

6日目

Q1 ピンク色の円上でマークが異なるのは、A～Dのどのゾーンにありますか？

Q2 ピンク色の円上で異なるマークは、何のマークですか？

Q3 水色の円上で異なる魚のマークは、A～Dのどのゾーンにありますか。また、それは何のマークですか？

答えは207ページに掲載

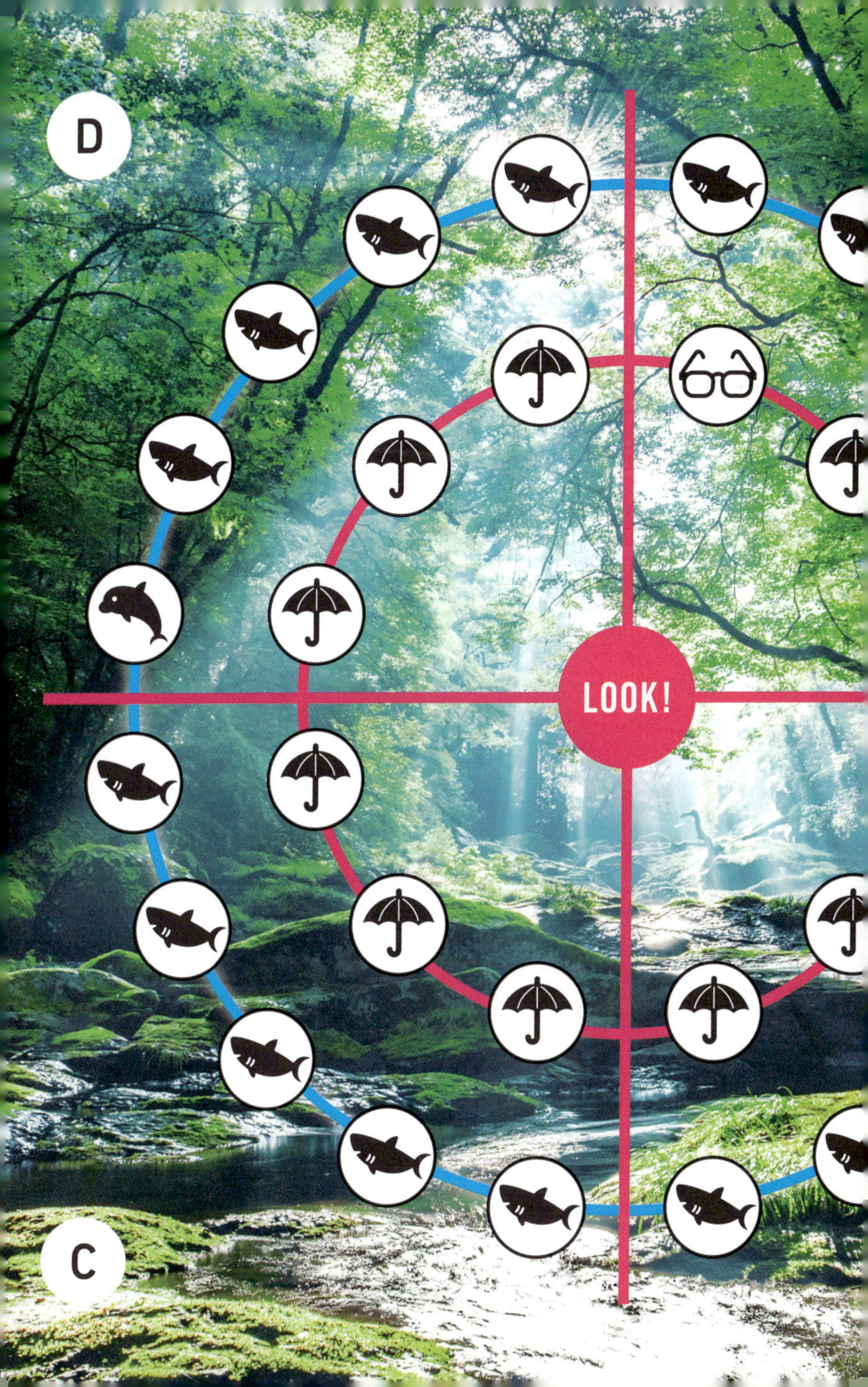
D
LOOK!
C

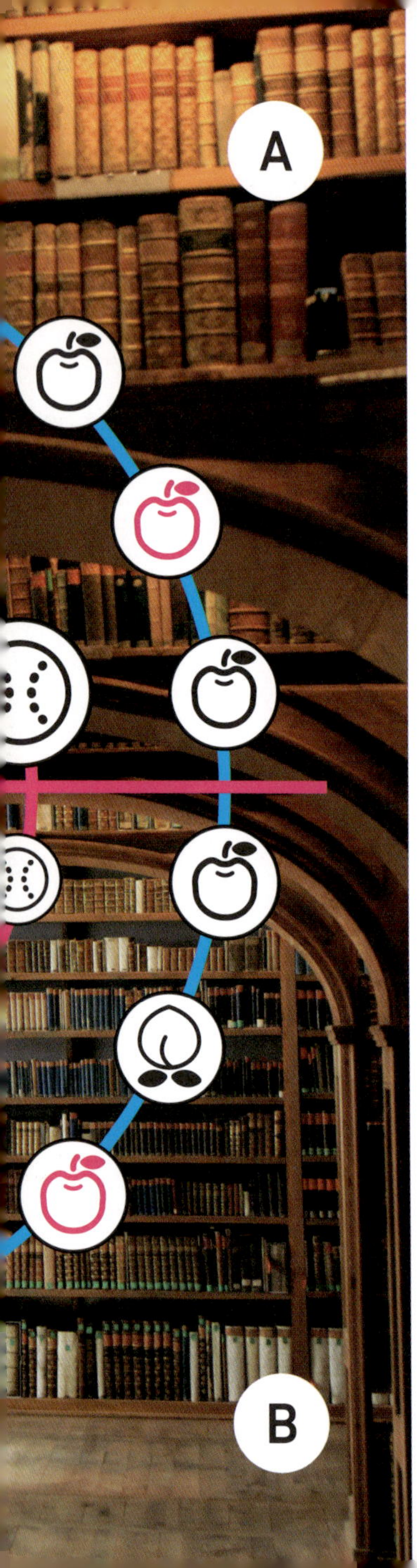

7日目

Q1 ピンク色の円上で大きい野球ボールは何個ありますか？

Q2 ピンク色の円上で異なるマークは、何のマークですか？

Q3 水色の円上で色がついているリンゴは何個ありますか？
また、異なるマークはA～Dのどのゾーンにありますか？

答えは207ページに掲載

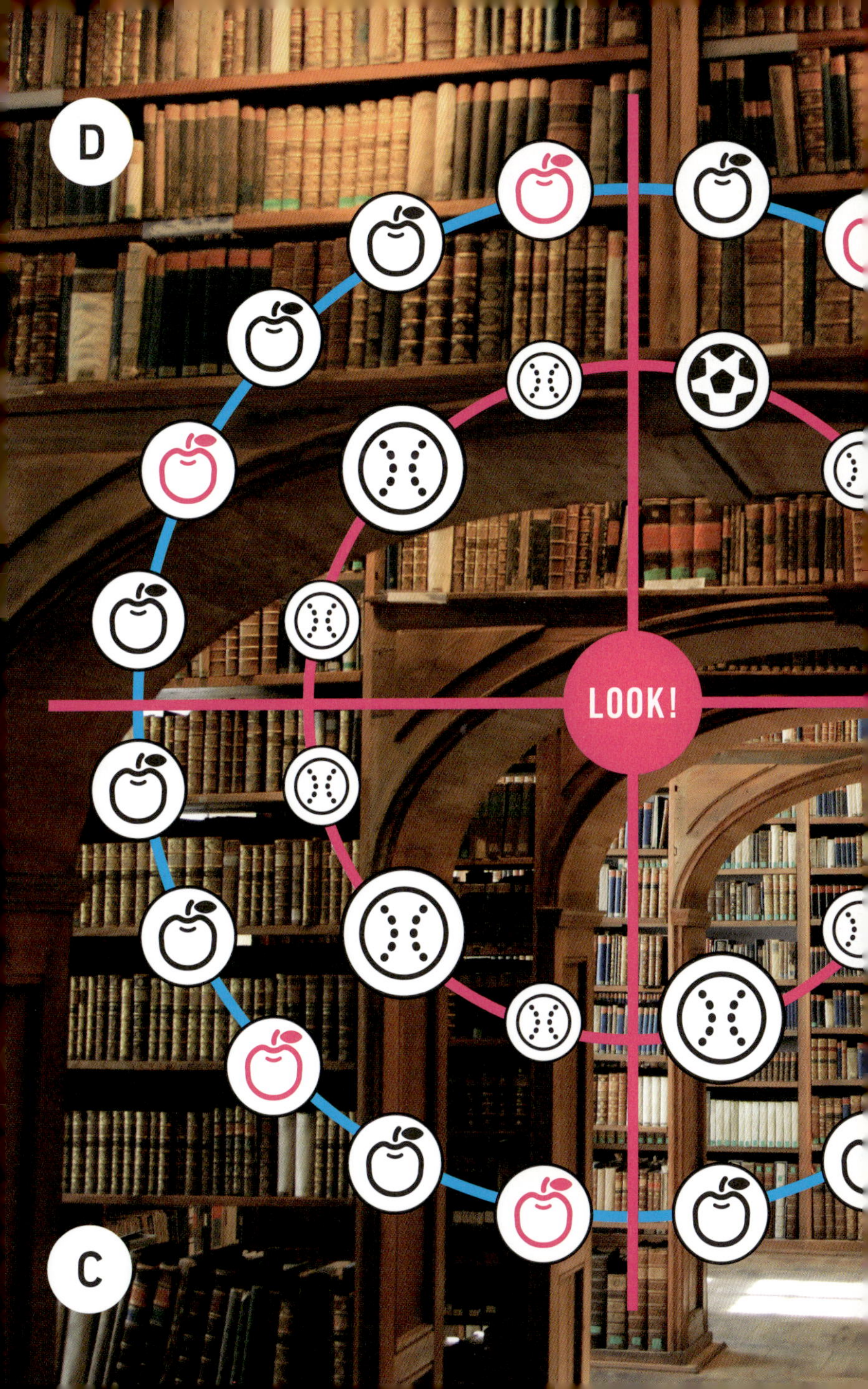
D
LOOK!
C

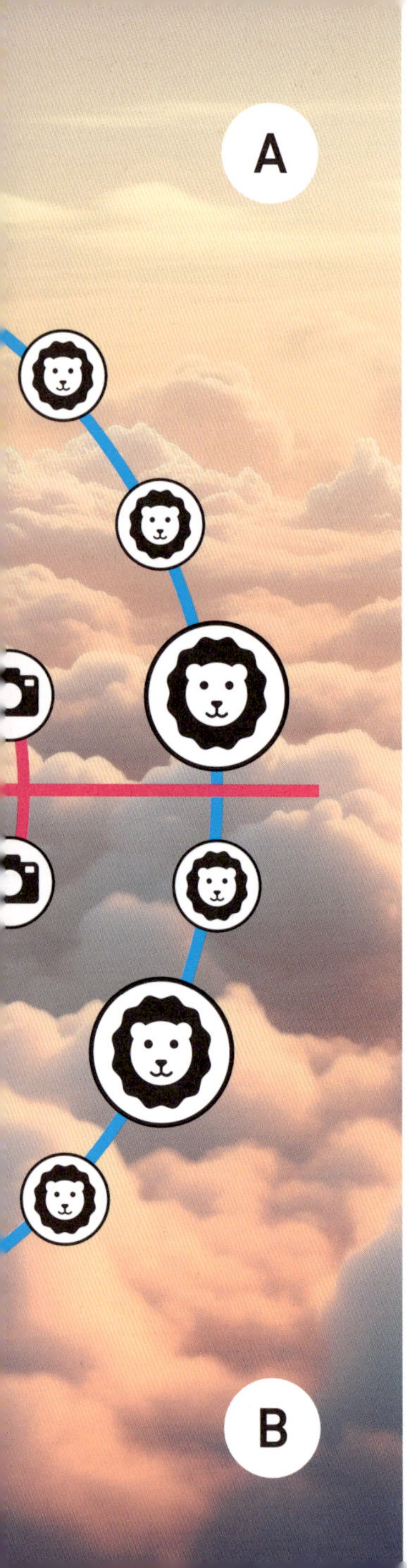

8日目

Q1 ピンク色の円上でカメラではないマークは、A〜Dのどのゾーンにありますか？

Q2 水色の円上で大きいライオンのマークは、何個ありますか？

Q3 水色の円上でライオンではないマークは、A〜Dのどのゾーンにありますか？　また、それは何のマークですか？

答えは207ページに掲載

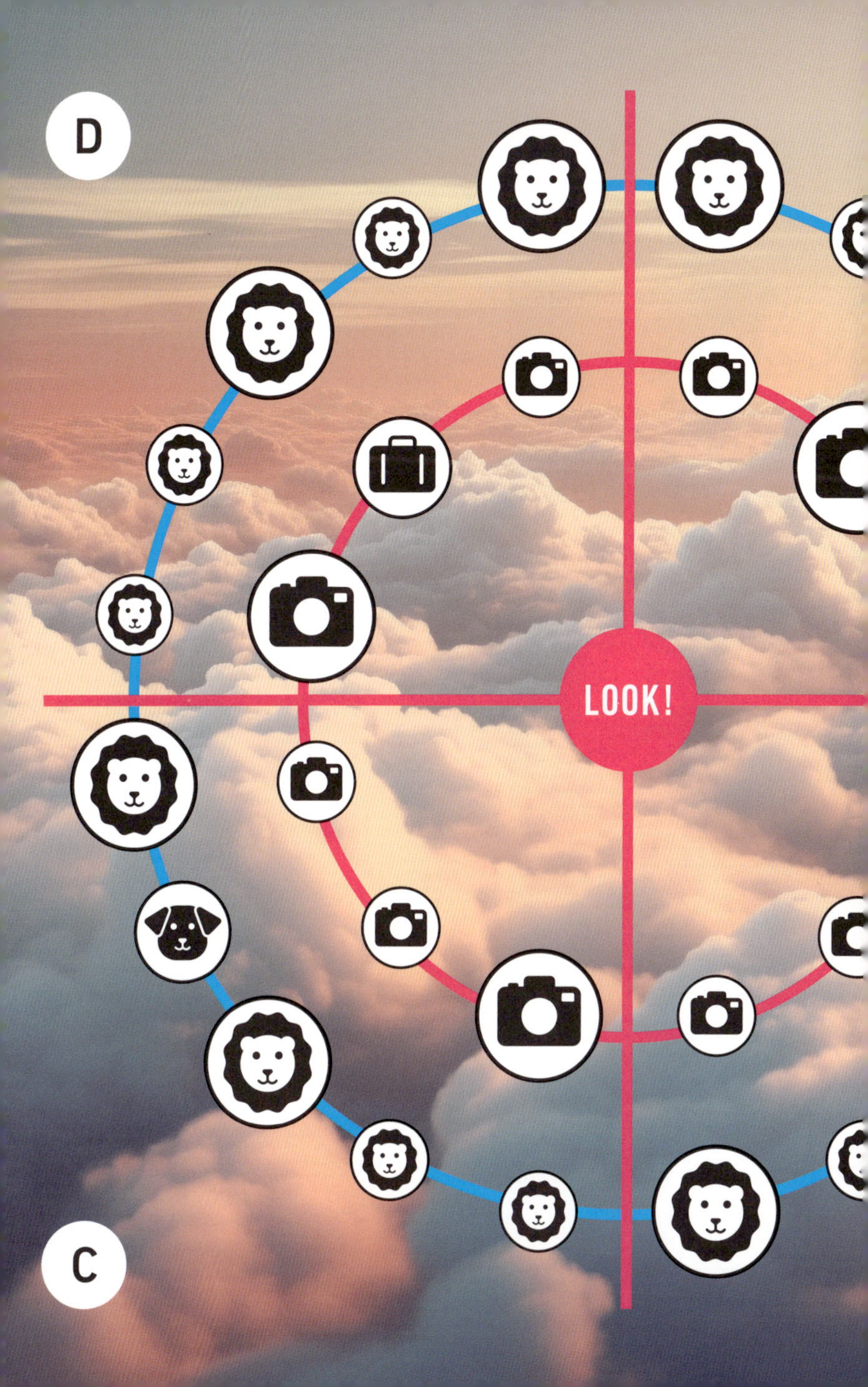
D
LOOK!
C

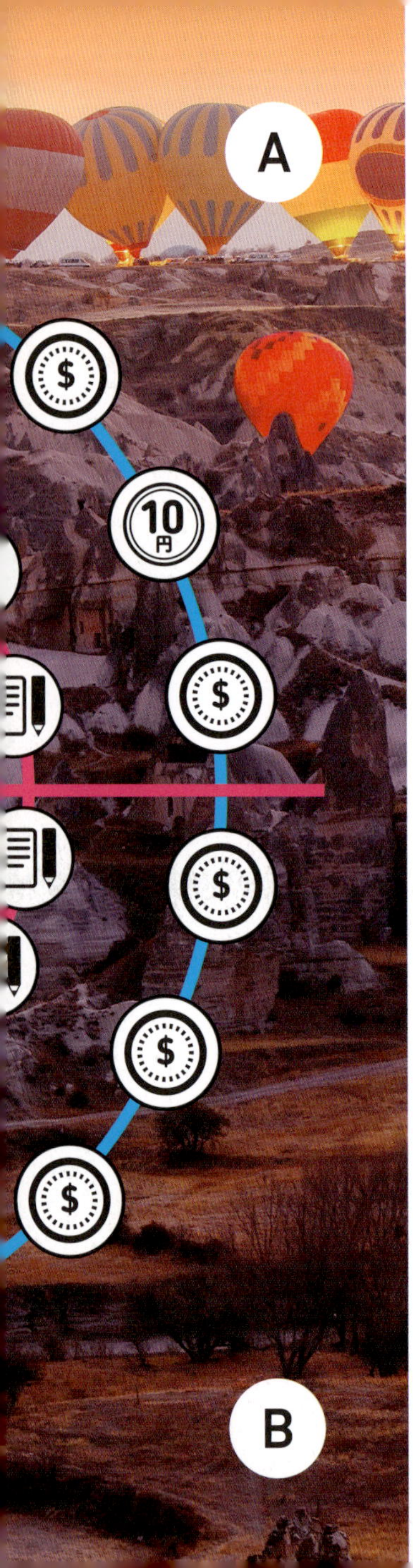

9日目

Q1
ピンク色の円上でマークの数が一番多いのは、A～Dのどのゾーンですか？

Q2
ピンク色の円上で異なるマークは、何のマークですか？

Q3
水色の円上で異なるコインは、A～Dのどのゾーンにありますか。
また、それは何のマークですか？

答えは207ページに掲載

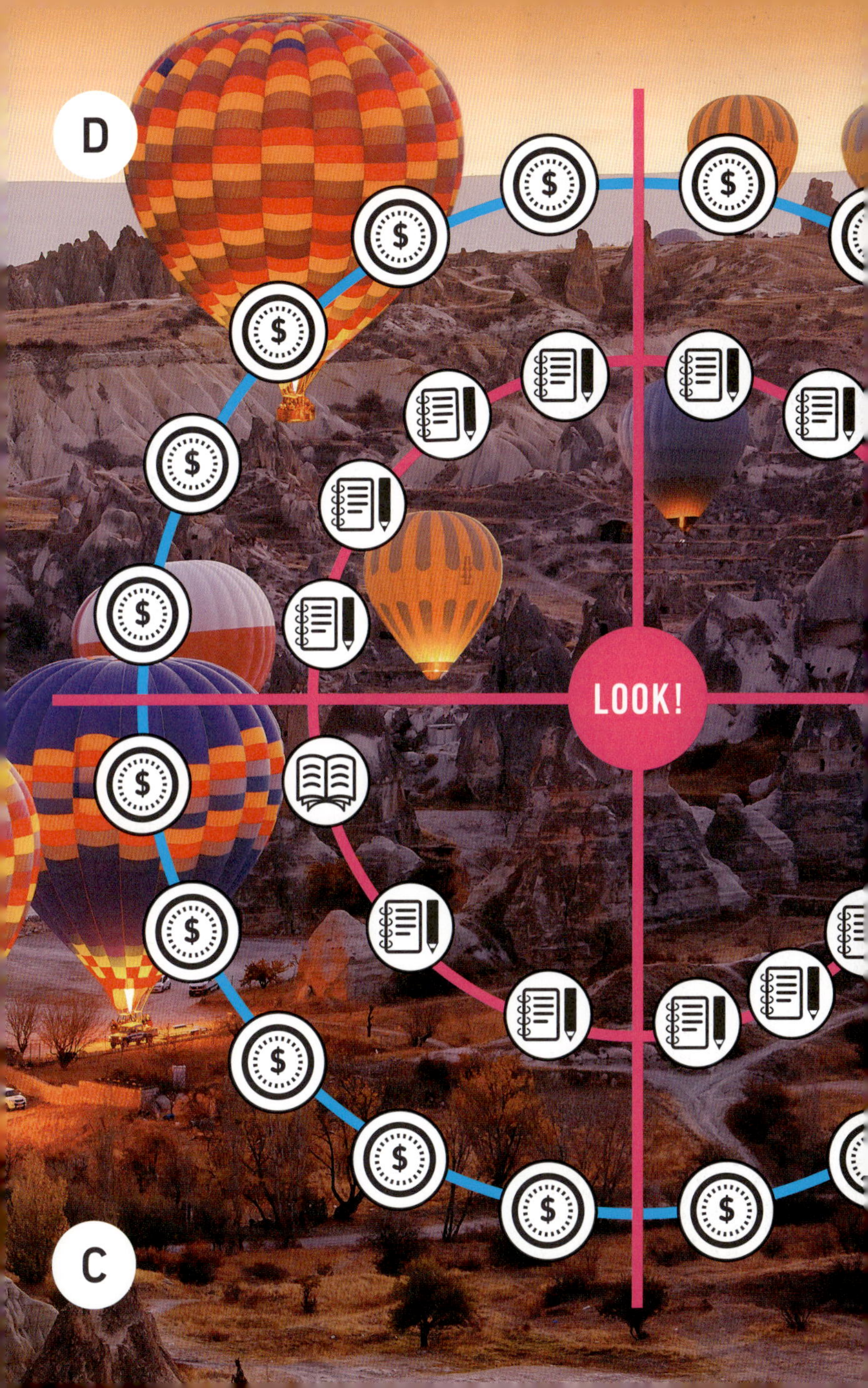
D
LOOK!
C

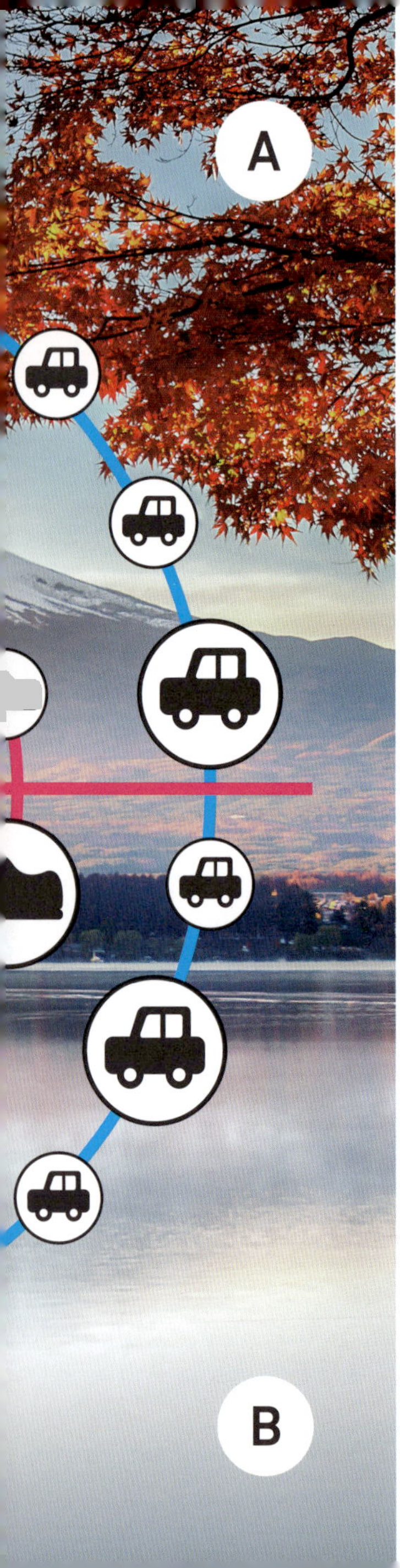

10日目

Q1 ピンク色の円上で大きい靴のマークは、何個ありますか？
また、異なる靴のマークは何のマークですか？

Q2 水色の円上で大きい車のマークは、何個ありますか？

Q3 水色の円上で異なる車のマークは、A～Dのどのゾーンにありますか？
また、それは何のマークですか？

答えは207ページに掲載

D
LOOK!
C

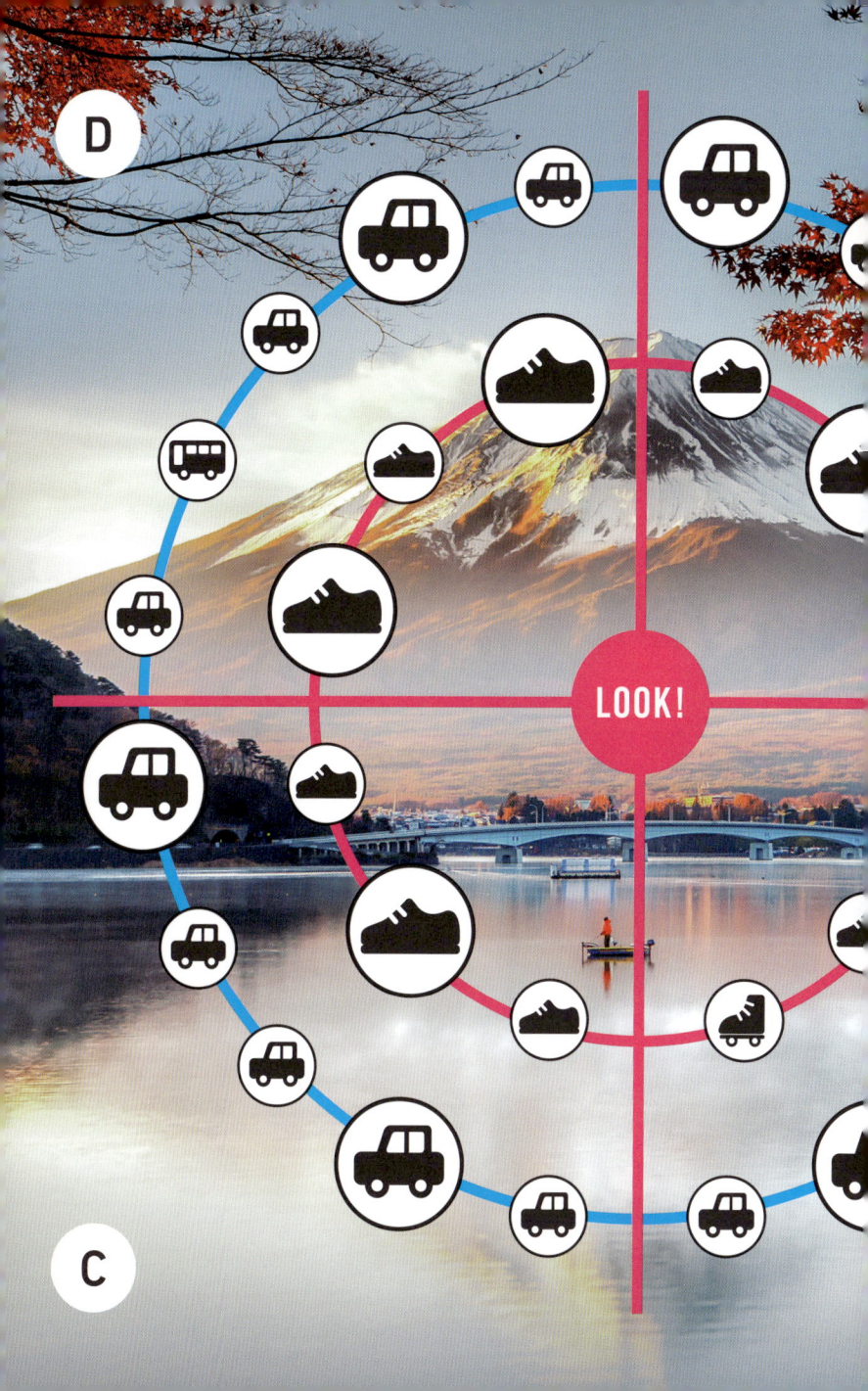

【 脳知覚トレーニング答え合わせ 】

1日目

Q1.C　**Q2**.オレンジ　**Q3**.A・タコ

2日目

Q1.B　**Q2**.紙幣　**Q3**.D・船

3日目

Q1.D　**Q2**.紙飛行機　**Q3**.C・鍵

4日目

Q1.C　**Q2**.惑星　**Q3**.B・自転車

5日目

Q1.D　**Q2**.6個　**Q3**.C・はさみ

6日目

Q1.A　**Q2**.メガネ　**Q3**.D・イルカ

7日目

Q1.4個　**Q2**.サッカーボール
Q3.7個・B

8日目

Q1.D　**Q2**.8個　**Q3**.C・イヌ

9日目

Q1.B　**Q2**.ノート　**Q3**.A・10円

10日目

Q1.5個・ローラースケート　**Q2**.7個
Q3.D・バス

おわりに

目へのメリットを複利で増やす

「ガボール・アイ」のやり方を体得し、いったん視力が向上したり視野が広くなったりすると、その効果は一定期間持続してくれます。

また本書でご紹介したノウハウも並行して習慣化すれば、目へのメリットは複利で増えていきます。目のパフォーマンスも脳のパフォーマンスもアップします。

反対に「目への投資」を何も行わなければ、目のパフォーマンスも脳のパフォーマンスも変わらないまま。それどころか、たいていの人が加齢や誤った目の使い方のせいで、それらを低下させてしまうことでしょう。

「視る投資」を実践しないのは、非常にもったいないことなのです。

短期的な視点でいうと、仕事のパフォーマンスを上げられないのは問題です。

また長期的な視点でいうと、人生の後半を健やかな目で迎えられないかもしれないのも、大問題でしょう。高齢者の趣味は、目を使うものがほとんどだからです。

そこで本書を読み終えたら、ぜひとも行動に移してほしいのです。

「ガボール・アイ」に取り組むもよし。「目の疲労をとるツボ」を押すもよし。

100円の老眼鏡を入手して「雲霧法」に挑戦するのもよし。

入浴時に目を温めるもよし。眼科に電話をして検診の予約を入れるもよし。

何らかのアクションを起こしてみてください。


「視る力」をよくして町を歩くと、新たな情報が目に飛び込んでくるはずです。

それは視野が広がったり、脳への過剰な負担が減ったりして、脳が活性化しているサインです。

自分の関心事にまつわる情報が、ひとりでに効率よく集まってくるようになります。

そうすれば、あなたの心身も人生も、よりよい方向に加速していくことでしょう。

あなたと、あなたの大切な人のために、今日から視る投資を楽しんでいきませんか。

2024年8月吉日

平松 類

『視る投資』参考文献

『1日3分見るだけでぐんぐん目がよくなる! ガボール・アイ』(SBクリエイティブ)

『1日3分見るだけで認知症が予防できるドリル』(SBクリエイティブ)

『1日3分まちがいさがしで目がよくなる! ガボール・アイ』(SBクリエイティブ)

『眼科医が警告する視力を失わないために今すぐやめるべき39のこと』(SBクリエイティブ)

Alzheimers Dement 2017 3(4) 603-611 Speed of processing training results in lower risk of dementia Jerri D Edwards et al

Neurosci Biobehav Rev 2018 84 72-91 Systematic review and meta-analysis of useful field of view cognitive training Jerri D Edwards et al

Percept Psychophys 2014 2485-2494Improving myopia via perceptual learning is training with lateral masking the only efficacious technique? Camilleri R et al

Trans Am Ophthalmol Soc 2007 105 132-138.Computer based primary visual cortex training for treatment of low myopia and early presbyopia Durrie D et al

著者プロフィール

平松 類（ひらまつ・るい）

眼科医/医学博士

愛知県田原市生まれ。二本松眼科病院副院長。受診を希望する人は北海道か沖縄まで全国に及び、予約が取れない眼科医として有名。専門知識がなくてもわかる歯切れのよい解説が好評でメディアの出演が絶えない。NHK『あさイチ』、TBS テレビ『ジョブチューン』、テレビ朝日『林修の今でしょ!講座』、テレビ東京『主治医が見つかる診療所』、TBS ラジオ『生島ヒロシのおはよう一直線』、『読売新聞』、『日本経済新聞』、『毎日新聞』、『週刊文春』、『週刊現代』、『文藝春秋』、『女性セブン』などでコメント・出演・執筆等を行う。Yahoo! ニュースの眼科医としては唯一の公式コメンテーター。YouTube チャンネル「眼科医平松類」は26万人以上の登録者数で、最新情報を発信中。著書は『1日3分見るだけでぐんぐん目がよくなる!ガボール・アイ』(SB クリエイティブ)、『老眼のウソ』『その白内障手術、待った!』(以上、時事通信社)、『「老害の人」にならないコツ』(アスコム)『眼圧を下げるには? 失明を避けるには? 緑内障について平松類先生に聞いてみた』(Gakken)など多数。

アチーブメント出版

〔X(旧Twitter)〕 @achibook

〔Instagram〕 achievementpublishing

〔Facebook〕 https://www.facebook.com/achibook

より良い本づくりのために、ご意見・ご感想を募集しています。
下記QRコードよりお寄せください。

視る投資
世界中の研究機関で科学的に証明された脳活性化メソッド

2024年9月18日　第1刷発行

著者　平松　類
発行者　塚本晴久
発行所　アチーブメント出版株式会社
〒141-0031 東京都品川区西五反田2-19-2 荒久ビル4F
TEL 03-5719-5503／FAX 03-5719-5513
https://www.achibook.co.jp

装丁・本文デザイン　田中俊輔
イラスト　中村知史
6章写真　©iStock
校正　株式会社ぷれす
編集協力　山守麻衣
印刷・製本　株式会社シナノ印刷

ISBN 978-4-86643-155-0